(ME) 国家级继续医学教育项目教材

北京大学第六医院
重性精神疾病管理治疗人力资源发展研究项目组

严重精神障碍社区防治
工作指南

主编　马　弘

编者　（按姓氏笔画排序）

于　欣　于世江　马　弘　方　芳

司天梅　吴志国　何燕玲　陈经纬

林勇强　易嘉龙　贾福军　唐宏宇

谢　斌

中华医学电子音像出版社
CHINESE MEDICAL MULTIMEDIA PRESS

北　京

图书在版编目（CIP）数据

严重精神障碍社区防治工作指南/马弘主编. —北京：中华医学电子音像出版社，2018.5

ISBN 978-7-83005-020-7

Ⅰ.①严… Ⅱ.①马… Ⅲ.①精神障碍-防治-指南 Ⅳ.①R749-62

中国版本图书馆 CIP 数据核字（2018）第 066130 号

网址：www.cma-cmc.com.cn（出版物查询、网上书店）

严重精神障碍社区防治工作指南

主　　编：马　弘
策划编辑：史仲静
责任编辑：史仲静　宋　玥
校　　对：马思志
责任印刷：李振坤
出版发行：中华医学电子音像出版社
通信地址：北京市东城区东四西大街 42 号中华医学会 121 室
邮　　编：100710
E-mail：cma-cmc@cma.org.cn
购书热线：010-85158550
经　　销：新华书店
印　　刷：北京虎彩文化传播有限公司
开　　本：850mm×1168mm　1/32
印　　张：4.5
字　　数：93.5 千字
版　　次：2018 年 5 月第 1 版　　2024 年 6 月第 3 次印刷
定　　价：40.00 元

编委会

主　编　马　弘

编　者（按姓氏笔画排序）

于　欣　北京大学第六医院

于世江　山东省日照市精神卫生中心

马　弘　北京大学第六医院

方　芳　上海市虹口区精神卫生中心

司天梅　北京大学第六医院

吴志国　上海交通大学医学院附属精神卫生中心

何燕玲　上海交通大学医学院附属精神卫生中心

陈经纬　北京大学第六医院

林勇强　广东省精神卫生中心

易嘉龙　北京大学第六医院

贾福军　广东省精神卫生中心

唐宏宇　北京大学第六医院

谢　斌　上海交通大学医学院附属精神卫生中心

本书编写过程中得到了史泊海、汪作为、邵阳、张云淑、侯彩兰、柳少艳、陶华、韩国玲的支持，在此表示感谢！

内 容 提 要

　　本教材重点阐述严重精神疾病发生发展的规律、治疗、管理、预防和康复，具有较高的专业性和技术性。鉴于我国参与这项工作的各类人员的背景和素质不同，所需知识和技能种类和难度不同，本书旨在强调实用性和操作性，贴近临床，指导具体操作，给予典型案例、沟通和对话实例等，便于读者理解和掌握。

出版说明

医疗卫生事业发展是提高人民健康水平的必然要求，医药卫生人才建设是推进医疗卫生事业改革发展、维护人民健康的重要保障。国家卫生和计划生育委员会《医药卫生中长期人才发展规划（2011—2020年）》要求全国卫生技术人员继续医学教育覆盖率达到80%，因此，继续医学教育作为全国医药卫生人员毕业后业务再提高的重要方式任重道远。

《国家级继续医学教育项目教材》（以下简称《教材》）在2005年经国家卫生和计划生育委员会科教司、全国继续医学教育委员会批准，由全国继续医学教育委员会和中华医学会共同组织编写。该《教材》具有以下特点：一是权威性，由全国众多在本学科领域内知名的院士和专家撰写；二是具有很强的时效性，反映了经过实践验证的最新研究成果；三是强调实用性、指导性和可操作性，能够直接应用于临床；四是全面、系统，以综述为主，能代表相关学科的学术共识，而非某些专家的个人观点。

"十一五"期间，《教材》在最短的时间内启动了策划、编辑制作、学术推广等工作，自2006年以来已出版60余分册，涉及近40个学科，总发行量80余万册。纵观《教材》，每一册都是众多知名专家智慧的结晶，其科学、实用的内容得到了广大医务工作者的欢迎和肯定，被全国继续医学教育委员会和中华医学会共同列为国家继续医学教育唯一推荐教材，同时被国家新闻出版广电总局定为"十一五""十二五"国家重点出版物。本套教材的编辑出版得到了国家卫生和计划生育委员会科教司、全国继续医学教育委员会和中华医学会各级领导以及众多专家的支持和关爱，在此一并表示感谢！

　　限于编写时间紧迫、经验不足，本套系列教材存在很多不足之处，真诚希望广大读者谅解并提出宝贵意见，我们将在再版时加以改正。

《国家级继续医学教育项目教材》编委会

目 录

第一章　严重精神障碍管理治疗
典型案例索引

　　说明：本索引是本手册的导引部分，分为 A（典型案例）、B（应对措施）。典型案例每段对应严重精神障碍管理治疗工作流程的具体步骤、该流程可能涉及的人员、需要了解的知识和技术索引。具体需要了解的知识和技术全文在主页之后逐一列出。

一、精神分裂症

A. 典型案例	B. 应对措施
事由：2009 年 4 月阿标在工厂工作时，突然大发脾气，言语内容乱，说阿文总是在骂他，预谋今晚要杀死他，然后动手打同事，被其同事拦住。同事急忙拨打了 110。10 分钟后，110 到了现场，阿标仍然比较冲动，说"警察要来抓我""警察也不能害人""警察与阿文是一伙的"。警察见阿标言语内容乱，怀疑阿标精神有问题，将其送往市精神卫生中心，并及时通知了家属。	1. 疑似患者报告：本例由同事直接拨打 110 报警，由警察送往精神卫生医疗机构明确诊断，并及时通知监护人。 　　知识与技能：识别严重精神障碍见第四章 75 页"三、疑似严重精神障碍患者的识别"。

续　表

A. 典型案例	B. 应对措施
诊断与诊断复核 　　在市精神卫生中心，精神科执业医师了解到，阿标（黄×标，男，24 岁，工人，高中文化，排行第二，有一姐一妹，性格孤僻内向）近半年开始出现自笑，自语，乱说话，说邻居经常说他闲话，说同事都欺负他，经常与邻居同事发生口角，变得比较胆小，经常身上带着刀，晚上反复关门，说半夜经常听到同事与邻居在窗外说他坏话，同事想害他。医师初步诊断阿标为"精神分裂症"，目前病情较严重，建议住院。	2. 精神科诊断与诊断复核：精神科执业医师实施诊断与复核。 　　**知识与技能**：严重精神障碍的诊疗见第三章。
住院 　　因阿标具有伤人行为，符合《精神卫生法》第三十条第二款第二项情形，告知患者本人其被诊断为精神分裂症并建议住院治疗，患者本人拒绝住院，因此启动非自愿住院，与家属商议后同意并将阿标送入精神一科住院治疗。家属办理了住院手续。入住病房后，家属补充了一些情况，并留下了联系方式。 　　阿标入院后被诊断为"精神分裂症–偏执型"，医师选用利培酮（逐渐增加剂量至 4 mg/日）系统治疗，同时服用苯海索 2 mg/日以控制手抖等不良反应，病情逐渐稳定。医师填写了严重精神障碍报告卡，送至防治科，由防治科工作人员录入严重精神障碍信息系统。 　　注：有些医院已有电子报告系统，医师可直接填写并上报。	3. 住院 　　4. 严重精神障碍发病报告的范围：对已经发生危害他人安全行为或者有危害他人安全危险的严重精神障碍患者，应当报告。主要涉及的疾病种类有精神分裂症、分裂情感性障碍、持久的妄想性障碍（偏执性精神病）、双相（情感）障碍、癫痫所致精神障碍、精神发育迟滞伴发精神障碍等。 　　上述严重精神障碍不符合《精神卫生法》第三十条第二款第二项情形者，按照现行国家基本公共卫生服务规范及其他有关规定自愿登记管理。

A. 典型案例	B. 应对措施
出院 　　经过 1 个半月的治疗，阿标的病情好转，主管医师告知家属，阿标可以出院了，家属办理出院手续。同时家属同意并签署了《参加严重精神障碍管理治疗网络知情同意书》。 　　医师向阿标和家属介绍了参加社区管理的必要性，告知患者和家属社区将有专人继续随访管理患者。 　　注：已有电子化报告系统的地区，可经由系统转介患者信息到当地社区。	5. 出院 　　6. 出院病例通知流程：精神卫生医疗机构住院部主管医师填写《严重精神障碍患者出院信息单》交医院防治科，防治科将出院信息单复印件转至患者所在辖区县精防管理机构，再由县精防机构转至患者所在社区卫生服务中心或乡镇卫生院，开展建档随访工作。 　　建档登记和信息录入出院病例通知流程：社区医师：将出院患者纳入为本地区管理治疗对象，建立《居民个人健康档案》，同时填写《严重精神障碍患者个人信息和随访信息补充表》和《严重精神障碍患者随访服务记录表》，将患者相关信息录入国家严重精神障碍信息管理系统。 　　7. 知识与技术：严重精神障碍社区管理治疗工作路径见第四章 122 页。

续　表

A. 典型案例	B. 应对措施
基础管理 　　阿标出院后回到家中，仍然按照住院期间的药物治疗方案，即利培酮 4 mg/日，苯海索 2 mg/日。1 个月后，镇卫生院的林医师来到阿标家中，自我介绍后，像聊家常一样跟阿标聊了起来，并询问了阿标最近的情况，身体怎么样，有没有感到哪里不舒服，吃饭、睡觉怎么样，是否按时服药，在家干什么了，有没有出去找朋友玩等。然后跟家属了解了阿标最近病情是否稳定，脾气怎么样，与邻居关系如何，有没有奇怪的言行，个人卫生情况，是否有冲动行为等。危险性评估为 0 级，综合病情评定为"稳定"，3 个月随访 1 次。	8. 基础管理：专科医师制订和修改治疗方案；社区医师执行方案，定期随访。 　　知识与技术：沟通原则与技巧见第四章 76 页。随访指导见第四章 82 页。 　　危险行为分级见第四章 69 页。
门诊治疗 　　此后阿标一直定期在市精神卫生中心门诊治疗，经过 1 年的门诊治疗，病情比较稳定，阿标的治疗方案调整为利培酮 3 mg/日，苯海索 2 mg/日。	9. 门诊治疗：由精神科医师实施。 　　社区或乡镇精防医师：督促患者定期到精神卫生医疗机构复诊。
健康体检 　　2010 年 6 月，阿标接受社区管理治疗已经有 1 年了，卫生院的林医师与同事来到阿标所在的乡镇卫生院，进行年度体检。乡村医通知阿标到村卫生室接受体检，阿标说自己身体挺好的，不用体检，也不想去。林医师来到阿标家中，告诉阿标和他的父母亲，即使健康人也需要定期体检，在服药期间，体检能够检查到是否有药物不良反应，且此次检查是免费的。经过林医师的劝说，阿标同意去做体检。	10. 健康体检：社区医师：负责每年对重性精神障碍患者体检 1 次。要告知健康体检的必要性，可以及时发现药物不良反应。并告知健康体检的费用。

A. 典型案例	B. 应对措施
病情变化与处理 　　2010 年 10 月，林医师来到阿标家中进行随访，发现阿标变得说话少了，有时会发呆，阿标母亲告诉林医师，近 5 天，阿标睡觉不太好，经常半夜起来看电视，不太喜欢说话，脾气也不如以前好了，偶尔在家大声对家人嚷嚷，也不太爱出门了，没有出现冲动打人的行为，也没说邻居同事害他等，没有自语、自笑，能够进行沟通。林医师发现这种情况，及时与市精神卫生中心的精神科医师进行联系，在精神科医师的指导下，将治疗方案调整回利培酮 4 mg／日，苯海索 2 mg／日。危险性评估为 1 级，病情评定为基本稳定。	11. 病情变化与处理：①辨明是病情波动还是药物不良反应。②在精神科医师的指导下在一定范围内调整药物。③初步处理后 2 周内随访。
转诊 　　2 周后，林医师来到阿标家中，了解阿标的情况。跟阿标交流的过程中，发现阿标说话前言不搭后语，说话跑题，有时候突然发呆，有时自语自笑，对人有警惕性，不愿意服药。阿标的母亲说阿标最近总是多疑，偶尔说外边有人说话，但是实际上外边没有人，几次前往邻居家责问，经常打砸家中家具并将砸坏的家具扔出外边，但没有伤人行为，危险行为评级为 3 级。林医师发现阿标病情恶化，评定为不稳定，向家属告知阿标的病情，认为其病情反复了，需要专业的精神科医师处理，建议转诊。林医师与家属协商后，同时劝说阿标到市精神卫生中心复诊。林医师填写了转诊单，并联系了市精神卫生中心的医师。之后林医师陪同阿标及其家属去了市精神卫生中心复诊。	12. 转诊：社区医师对患者病情判定为不稳定，应立即转诊并填写转诊单。

续 表

A. 典型案例	B. 应对措施
病情变化与诊疗 　　市精神卫生中心的专科医师经过详细的检查，认为阿标的病情反复，但并无明显伤人伤己行为或危险性，可能与药物剂量不足有关，将阿标的治疗方案调整为利培酮 5 mg/日，苯海索 2 mg/日，并反复嘱咐要按时服药，如有什么特殊情况，及时复诊。林医师将阿标带回家中并告诉家属精神科医师的嘱咐，有变化及时联系，要求家属配合监督阿标服药。2 周后林医师再次前往阿标家中发现阿标病情已经恢复如常，危险性评估为 0 级，病情评定为稳定，3 个月后继续随访。	13. 病情变化与诊疗：精神科执业医师指导社区卫生服务中心和乡镇卫生院开展工作，检查社区/乡镇管理的疑难患者精神状况和躯体状况，制订或更改治疗用药方案。
紧急情况 　　2011 年 11 月，林医师接到村干部的电话，说阿标有 1 个多月好像不太对，整天拿着刀在街上晃来晃去，经常在家里发脾气，砸东西。现在阿标拿着刀在邻居家门口叫骂，踢打邻居家的大门，已经报了警。林医师认为阿标的危险性较高，急忙与市精神卫生中心联系，并一边动身前往现场，一边与家属通电话了解情况，家属反映近几天发现阿标近 1 个月开始自行停药，停药的原因是阿标认为自己已经好了 1 年多了，自认为没有事可以不服药了。	

续　表

A. 典型案例	B. 应对措施
应急处置过程 　　林医师到达后 20 分钟，市精神卫生中心的应急处置医疗队与警察都到了现场，阿标见到医师后，停止了叫骂，转向医师狠狠地说："你们来干什么，不关你的事。"医师说："阿标，有什么事，坐下来慢慢说，什么都可以解决，生气、发脾气解决不了问题，走，去你们家谈。"阿标不理睬继续叫骂。应急处置医疗队发现阿标难以沟通，与派出所民警协商后，由民警将阿标送入了市精神卫生中心，经精神科医师评估，符合《精神卫生法》第三十条第二款第二项情形，办理非自愿住院治疗。 　　2 周后，林医师打电话给市精神卫生中心的主管医师，了解阿标的病情。2 个月后，阿标出院。市精神卫生中心将阿标的住院信息转给了林医师，林医师继续对阿标进行社区管理。	14. 应急处置和应急团队组成：民警在现场处置中起主导作用；专科医师护士负责医疗处置；社区干部协助处置；社区医师护士协助处置；家属配合处置。 　　知识与技术：危险性评估见第四章 69 页。
个案管理团队的组建 　　2012 年 1 月，鉴于阿标出现了自行停药而复发，以及病情恶化时反复出现肇事、肇祸现象，林医师着手组建了针对阿标的个案管理团队，团队由林医师本人、熟悉阿标家庭情况的居委会干部胡阿姨、住院主管精神科李医师、日间医院的康复人员、心理治疗师和社工以及前次参加应急处置的民警组成。由精神科李医师主持团队会议，由林医师担任个案管理员负责个体服务计划实施。	15. 个案管理团队的组成：精神科医师负责主持制定个体服务计划；精神科护士可以成为个案管理员（必要时）；康复人员负责功能康复；专业社工负责社区资源利用；心理治疗师负责心理咨询和治疗；乡镇/社区医师和（或）护士作为个案管理员；社区干部负责监护和协调解决经济、福利和就业问题；警察负责危险行为随访；家属参与制订和协助实施个体服务计划；患者参与制订和协助实施个体服务计划。

续　表

A. 典型案例	B. 应对措施
个体服务计划的制订 　　评估现状、明确问题：1周后，林医师通知阿标及家属前来镇卫生院接受个案管理团队的评估和讨论制订个体服务计划。对阿标的病情、躯体状况、服药依从性、药物不良反应、日常生活、家务劳动、人际交往、工作能力等进行了系统的评估，同时对阿标所具有或可以利用的资源进行了评估。阿标的家人告诉林医师，阿标总是不按时吃药，有时藏药，经常睡懒觉，不肯起床；经常不洗脸，不刷牙，衣服还要别人帮他洗，不喜欢说话，也不出门，整天在家看电视。帮他联系了好几个工作，总是做不了几天就被老板辞退，在家一点家务都不做，家人拿他没办法，询问林医师有无好的办法。林医师回答说："行，那我们个案管理团队一起想想办法，对他进行个案管理。"经过个案管理团队讨论，确定了阿标服药依从性差、生活自理能力差和缺乏工作意愿为当前主要问题。 　　确定目标、制定指标：在李医师的主持下，个案管理团队确立了早期目标以注重疾病和危险行为预防为主，中期目标为提高服药依从性、生活自理能力，长期目标是实现回归社会、公开就业。并将服务计划与阿标及其家属一起讨论，获得同意。 　　采取策略、明确责任：鉴于阿标家距离精神科日间医院较近，因此个案管理团队建议将阿标转入日间医院进行康复训练，预计时间3~6个月。	16. 个体管理计划的制订：个案管理，见第四章94页。

A. 典型案例	B. 应对措施
日间康复训练 　　服药训练：针对阿标服药不规律的情况，日间医院的护士了解了阿标不规律服药的原因，阿标因为记不住服药，并感到服药后头晕、动作稍有迟缓等原因而不想服药，因此让阿标参加了服药管理训练项目，培养阿标固定时间、固定地点服药习惯。通过健康知识讲座，使他了解精神病的常见表现和识别、发病和复发因素等，知道为什么要应用精神科药物、使用的基本原则和方法、药物常见不良反应及处理；依据个人所患疾病和应用药物的不同，培养个人良好的服药习惯。阿标有头晕症状，可能是药物引起的体位性低血压所致，指导他在改变体位时，动作要缓慢，如果从坐位到站立位，可以扶着扶手或墙壁慢慢起身；从卧位到站立位，先把脚放床沿，再慢慢坐起来，过一会儿再站起来。这样做，阿标反映头晕减轻了很多。 　　家居训练：每周对阿标进行3次以上的程式化家居训练，包括衣服、床单的清洗，衣物的折放，拖地等。经过训练，阿标的做家务能力明显提高。 **心理康复** 　　阿标进入日间医院后（也可以是社区康复中心或康复站），表现比较沉默，不太喜欢跟人交往，多问不答，多数时候只是用点头或摇头表达自己的意思，即便回答了，也是说"不知道""不懂"，充其量只说几个简单的字，绝不多说。针对阿标的特点，心理治疗师通过心理治疗的技术，发现阿标本来就缺乏自信，因患有精神分裂症变得更加自卑，不愿向任何人表达自己的意愿，久而久之，就变成了现在的"沉默寡言"。了解阿标寡言少语的成因以后，利用行为治疗技术进行了心理治疗。在与阿标面谈时，鼓励他用更丰富的语句来表达自己对周围人和事的感受，当他沉默时，耐心地等待他的回答，直到他说出来为止；	17. 日间康复训练。 　　知识与技术：见服药管理训练，见第四章107页。

续　表

A. 典型案例	B. 应对措施
在日间医院（或社区康复站）的其他训练中安排其参加小组活动，增加与人接触交流的机会；有意地多向他提问，促进他表达的意愿，改变以往只是点头摇头的习惯；要求他与家人多做交流；定期向医护人员汇报自己的身体及生活状况；当他表现有进步的时候，给予他积极的反馈。经过一段时间的心理治疗，阿标变得爱说话了，能够与日间医院的医师进行较多沟通了。 **兴趣培养** 　跟阿标交流的过程中，发现阿标对读书、音乐等内容感兴趣，每当谈到这方面的内容，阿标的话就多了起来，因此安排阿标到日间医院的阅览室活动，在集体活动的时候，鼓励阿标出来唱一首歌，刚开始，阿标因为不好意思，不肯唱，在其他康复者的鼓励下，阿标开始唱 2~3 句，慢慢地开始唱整首歌，最后，在集体活动时，阿标唱歌成了最受欢迎的节目。	
评估 　3 个月后，个案管理团队再次对阿标的情况进行了阶段性评估，经过 3 个月的日间康复，阿标的情况有了很大的改善，能够按时起床，在家里也能够帮助做点家务劳动，个人卫生也有了很大的改善，也能够按时服药，阿标与个案管理团队的人员也建立了良好的关系，沟通非常愉快。个案管理团队明确了下一步的康复目标是找到工作。	18. 个案管理评估
职业康复 　经与阿标协商同意将其转介到了日间医院的洗车场，经洗车岗前训练、洗车实操等大约 3 个月的训练，阿标掌握了洗车的基本程序，同时在与顾客的沟通中，也大大地锻炼了他的社交技能，同时也能够遵守洗车场的纪律，按时上下班。	19. 职业康复

A. 典型案例	B. 应对措施
个案管理 　　林医师在与阿标及其家属交谈中得知，阿标有位姐夫开了一间纸箱加工厂。在个案管理团队例会上，经过大家讨论认为阿标目前已经能够胜任一份工作，因此个案管理团队建议阿标到他姐夫的工厂工作，阿标也非常愿意去。个案管理团队将阿标转出日间医院，回到社区，开始工作。 　　3个月后，林医师来到阿标家里，阿标反映刚开始工作比日间医院洗车场要累，与工厂里的同事相处也不如与日间医院的康复者沟通容易，但感觉会慢慢适应。阿标还反映工作的时候感觉全身乏力。个案管理团队中的精神科医师评估阿标的病情后，将治疗方案调整为利培酮 4 mg/日，苯海索 2 mg/日。	20. 个案管理
结语 　　阿标现在能够按时参加工作，每月可以在工作中获得一定的收入，除了满足自己的生活之外，还拿出一部分给家人，通过新的工作阿标也认识了不少新的朋友，其生活质量有了明显的提高。因此，其转出个案管理至社区基础管理。	**案例小结** 　　1. 精神康复能够提高患者的社会功能，提高生活满意度。 　　2. 个案管理应充分评估患者的需求与资源。 　　3. 个案管理应充分尊重患者的意愿。 　　4. 个案管理应充分挖掘患者的优势与爱好。

二、双相（情感）障碍

A. 典型案例	B. 应对措施
事由 居委会卫生干部胡阿姨接到所在街道小马父母的电话："儿子小马最近 2 个月辞职在家，情绪一直不大好，还经常大发脾气。今天父母劝他出去找工作，小马反而大怒，在家中大吵大闹，劝都劝不了，是不是心理出了什么问题？劝他去看病他反而更生气，希望街道能有人帮忙。"	1. **患者报告**：本例由家属报告社区工作人员。 知识与技术：严重精神障碍识别见第四章 75 页。沟通原则与技巧见第四章 76 页。
现场走访 胡阿姨立即上门从小马父母那里详细了解了小马的情况后，感到小马的精神状态可能的确有些问题，需要尽早去看医师。胡阿姨和家属一起对小马进行了耐心规劝后，小马的情绪逐渐平复下来，答应去医院看看。	
精神科诊疗过程 小马在父母的陪同下来到区精神卫生中心，医师了解到小马过去 2 个月感到情绪低落，对什么事情都提不起兴趣，时常责怪或埋怨自己，终日没有精神，满脑子忧虑和消极的想法，时常还有自杀的想法，失眠，茶饭不思。 医师仔细询问小马以前从来没有过持续兴奋、话多、精力旺盛、自我夸大等与目前完全相反的情况，于是诊断"抑郁症"，鉴于小马具有伤害自己的危险性，符合《精神卫生法》第三十条第二款第一项情形，建议其住院治疗，但小马和家属均不同意，医师嘱咐家属在家要照料好小马并要预防自杀，开了 2 周的药，让他每天服一片文拉法辛（75 mg）。小马后来又继续复诊，服了 1 个多月的药，自己觉得情绪好得差不多了，就自行停止服药，重新找了工作。	2. **精神专科诊断与诊断复核**：由精神科医师实施。这是一个以抑郁发作为首发形式的双相障碍病例，初诊时医师回顾既往任何时期都没有躁狂或轻度躁狂发作情况，当前仅符合抑郁症（单相）诊断，尚无法诊断双相障碍；患者首次治疗的疗程太短，仅 1 个月，对抑郁症来说远远不够，没有维持治疗，以后复发的可能性非常高。 知识与技术：双相障碍的诊疗见第三章 49 页。

A. 典型案例	B. 应对措施
病情变化及诊疗过程 　　3个月后，小马的父母发现他整日忙个不停，今天组织同学聚会，明天组织同事出去唱歌；乱买东西，几乎每天都看到他拿着不同的购物包裹回来；父母质疑其行为时，便大发雷霆，还说要干番大事业，上司嫉妒他，和几个同事联合起来"对付"他，用尽机关。在父母"只要医师说你没问题，我们就再也不烦你"的承诺下，小马终于又一次来到医院。医师诊断是"双相障碍"，给予利培酮、丙戊酸钠治疗。由于小马没有伤人和伤己行为的危险性，采取自愿医疗方式，在住院和门诊服药的建议中，小马选择了门诊服药。 　　经门诊医师的解释，小马签署了《参加严重精神障碍管理治疗网络知情同意书》，愿意参加严重精神障碍管理治疗网络，享受后续社区服务。门诊医师把相关信息填入严重精神障碍报告卡，经区精防部门转街道卫生院，开展建档立卡和随访工作。 　　街道卫生院的白医师（社区精防医师）负责将小马纳入为本地区基础管理对象，建立《居民个人健康档案》，危险性评估为1级，病情为基本稳定，每2周随访1次，按时将患者基本信息和随访信息录入国家严重精神障碍信息管理系统。	3. 基础管理 　　知识与技术： 　　（1）严重精神障碍社区管理治疗工作路径见第四章122页。 　　（2）危险行为分级见第四章69页"危险性评估"。
紧急情况 　　1周后居委会胡阿姨再次接到小马母亲的电话："小马这几天不对劲了，不肯吃药，还说我们让他吃毒药。他还从单位辞了职，天天不着家。刚才我们一劝，就发脾气，在家里乱摔东西，对着我们乱骂，还要动手打我们，还扬言要自杀，我们劝也不敢劝了，我们不知道怎么办好。" 　　胡阿姨感到小马存在一定危险性，遂电话约上白医师、所在区域疾控中心方医师（社区精防医师）和片区民警戴警官前往现场。	4. 应急处置：该案例有明显打砸行为，情绪异常激动，具有暴力风险（主要针对家属），劝说已然无效，危险性评估为4级，属于应急医疗处置范畴。 　　对于有冲动、攻击风险的患者，需要多人协作处理，如专科医师的参与，多部门协同，尤其民警的参与（法律规定），可作为适当的

续　表

A. 典型案例	B. 应对措施
应急处置过程 　　脚下一片狼藉的小马看见方医师和白医师进门，情绪更加激动："你们怎么就看我不顺眼，叫外人来做啥？真以为我发神经病啦⋯⋯有这样的爸妈吗？钱不拿出来，就不要怪我不客气了"。话声刚落，就把家中电视砸在地上。小马母亲用求助的眼神看着两位医师。白医师一边在安抚小马："你有啥事，坐下来好好商量呀。既然你觉得父母很不支持你，是对你的伤害，那现在让他们回避一下可以吗？我们想了解一下你有什么其他不顺心的想法，看看能不能给你一些帮助？坐下来谈好不好？"小马虽仍然满面怒容，但看到这么多人上门就很不情愿地默然答应了，并坐在了沙发上。 　　方医师悄悄把小马母亲拉到屋外小马看不到的地方："小马这样不行，得抓紧送医院治疗，我们可以帮您联系民警协助，到时需要您签名办理入院手续。"小马母亲与家属商量后表示同意。 　　10分钟后，戴警官带了2名警官上门。戴警官走到门口侧对小马的位置，他们知道得小心安抚患者情绪，不能激怒他们，更不能过于麻痹大意。戴警官小心开口："怎么了？和爸妈不开心啊？电视机也砸了。""没啥，这是我们家里点小矛盾。"话虽如此，见到警察，小马的态度还是明显软化了。"我看你情绪蛮激动的，我们送你去医院住几天休息休息，冷静下，或者你自己去医院。怎么样？""去就去吧，我自己走。"	威慑，对危险行为的现场处置也更有经验。 　　工作人员在处理时，根据现场情况可优先使用对话手段，平复患者的情绪，至少不让情绪进一步激化是首要重点，多数情况下激惹情绪甚至冲动行为可以通过言语化解。 　　坐下来谈话对处理激惹情绪很有帮助，一方面患者的身位放低本身就可以缓解情绪，另一方面医师或其他处置人员放低身位也能让患者感到降低了对他的"威胁"。 　　该案例中父母是患者情绪和暴力倾向的指向对象，因此让家属适当回避是必要的；处理时在注意保护患者和他人的同时，先做好必要的自我保护，和患者保持一定距离，而且不要正对或后背对着患者，要给自己身后留下后撤空间。 　　该案例满足应急处置中的"精神科紧急住院治疗"条件。 　　签署相关知情同意书［除《重性精神疾病管理治疗工作规范》（2012年版）指定外，各地区可自行设置相关知情同意内容］。

A. 典型案例	B. 应对措施
住院过程 　　小马在大家的陪同下前往区精神科医院。方医师马上联系了医院住院部，医院的精神科医师进行了精神检查和病史了解后，认为其符合《精神卫生法》第三十条第二款第二项情形，决定采取非自愿住院，在床位极其紧张的情况下为小马安排了床位，家属办理了住院手续。入住病房后，方医师和白医师将小马的病情告知医院的主管医师，并留下联系方式。 　　小马入院后被诊断为"双相障碍-躁狂发作"，医师选用利培酮（逐渐增加剂量至 4 mg/日）和丙戊酸钠（逐渐增加剂量至 1200 mg/日）治疗，同时服用苯海索 2 mg/日用于控制手抖、肌张力增高等锥体外系不良反应，病情逐渐稳定。	5. 住院 　　6. 出院病例通知 　　出院病例通知流程：精神卫生专科医疗机构的精防部门将出院信息单复印件转至社区卫生服务中心或乡镇卫生院，开展建档随访工作。 　　社区或乡镇精防医师督促患者定期到精神卫生医疗机构复诊。
基础管理 　　治疗 2 个月后小马正式出院，转到所在区卫生院门诊随访，仍维持住院期间的药物治疗方案，即利培酮 4 mg/日、丙戊酸钠 1200 mg/日、苯海索 2 mg/日。继续基础管理。 　　白医师在第 3 个月的随访中了解到，小马出院后一直坚持服药，但始终未能找到工作，压力较大，情绪又有些低落了，感觉自己每天服药就是个病人。时常因无所事事而产生自卑感，而且有了停药的想法。为此，白医师建议小马再去专科医院住院主管医师李医师的门诊看一次，同时和主管医师做了一次电话沟通，告知要警惕小马可能有自行停药的倾向。 　　主管医师在门诊随访时仔细询问了小马对服药的态度，原来小马服药后经常感到困倦、手抖，面部表情僵硬，有时还有阵发性的心神不定、坐立不安的情况，这些情况对生活和求职过程均产生了不利影响。比如有一次求职面试时被面试官直言"呆头呆脑""不够活络"，反而更加加重了	7. 基础管理 　　专科医师：制订和修改治疗方案。 　　社区医师：执行治疗方案，定期随访。 　　**知识与技术：** 　　（1）随访指导见第四章82 页。 　　（2）沟通原则与技巧见第四章 76 页。

续　表

A. 典型案例	B. 应对措施
他的不自信和压力，小马认为这些都是不良反应引起的，觉得既然病情恢复得差不多了，就想停药找工作了。 　　李医师做了详细的体格检查和实验室检查，评估认为药物不良反应确实存在，但并不严重，目前丙戊酸钠血浓度在 80 ng/L，处于有效治疗浓度，心电图、肝肾功能、血常规（白细胞）都正常。 　　李医师对小马做了详细的解释："你服药的确是有些不良反应，这是常见现象。已经给你用了苯海索（安坦）处理这些不良反应，但效果似乎还不理想，我考虑逐渐减少一些利培酮的剂量，可以减少到没有不良反应，或者减少到即使有些不良反应，但不会对你的生活有明显影响的剂量。但是丙戊酸钠对你的情绪稳定是最关键的，所以暂时不调整剂量。一下子停药肯定不是最好的办法，否则你的病情可能短期内就会复发，那样就得不偿失了。"听了李医师的解释，小马将信将疑地答应按调整方案继续服药。同时李医师还对陪诊的小马母亲做了叮嘱，告诉她支持小马治疗的重要性，不要对他的不适感觉表现得很焦虑，这样反而加重小马的心理负担。 　　在接下来的 4 周内，李医师逐渐将利培酮剂量减少到了 2 mg/日，不良反应大大减轻，小马的精神面貌明显改观。小马可以很好地耐受药物之后，考虑到不维持治疗就极易复发的风险，也打消了停药的念头。 　　在基础管理过程中，发现小马存在服药不太自觉、情绪焦虑和求职失败等问题。	

A. 典型案例	B. 应对措施
个案管理团队的组建 　　方医师着手组建了针对小马的个案管理团队，团队由方医师、社区医师白医师、熟悉小马家庭情况的居委会干部胡阿姨、住院主管医师李医师、康复机构"阳光心园"的康复人员、心理治疗师和社工以及前次参加应急处置的戴警官组成。由精神科李医师主持团队会议，由方医师担任个案管理员，负责个体服务计划实施。 **个案管理目标** 　　针对小马服药不太自觉、情绪焦虑和求职失败等问题，在李医师的主持下，个案管理团队确立了早、中期目标以注重病和危险行为预防为主，重点是指导患者和家属进行服药管理、充分利用现有社区资源，针对小马的心理状态和现实处境及其家庭关系进行针对性的心理和康复干预、家庭教育等。最终目标是实现回归社会，公开就业。	8. **个案管理**：精神科医师主持制订个体服务计划；精神科护士可以成为个案管理员（必要时）；康复人员负责功能康复；专业社工负责社区资源利用；心理治疗师负责心理咨询和治疗；社区医师、护士作为个案管理员；社区干部负责监护和协调解决经济、福利和就业问题；警察负责危险行为随访；家属参与制订和协助实施个体服务计划；患者参与制订和协助实施个体服务计划。 　　知识与技术：个案管理见第四章 94 页。
功能康复的准备 　　方医师针对小马处于失业状态的现实压力，建议小马首先每日去街道"阳光心园"参加康复训练，计划安排自我照料和社会参与训练，待到心理和身体状态都调整得差不多再接受工作训练，以设法找工作；否则以目前的状态即使有工作也可能无法胜任，反而会徒增一分压力。方医师与"阳光心园"的康复人员、心理治疗师和社工取得联系，告知准备接收小马参加康复活动。由于"阳光心园"由街道残联管理，需要患者持残疾证才能参加。林医师征求小马和家属的意见，询问他们是否介意办理残疾证，有了残疾证可以获得对自己有帮助的社区资源，但并不等于终身残疾，将来还是可以好好工作，在获得肯定的答复后，方医师让小马通过居委会干部与街道残联联系，办理残疾证，每天到"阳光心园"参加康复活动。	9. **功能康复** 　　康复训练要点：①对功能恢复不全的患者应尽早开展康复干预，机构内康复是手段之一，日常生活的各个方面都可因地制宜用作康复，如基本生活技能、人际交往方式、知识学习、职业能力培养等。②康复干预要有针对性。如本案例中患者有过早停药的想法，门诊医师、康复师和社工对其进行药物管理和复发预防等疾病知识教育，改善了依从性；通过充分发挥患者的特长（擅长唱歌），既调动了患者的积极性，又帮助

续　表

A. 典型案例	B. 应对措施
功能康复过程 　　小马一开始参加康复活动并不积极，"阳光心园"的康复人员和社工发现小马歌唱得很好，便让他教其他病友唱歌，同时鼓励小马重操动漫设计的老本行，主持宣传板报规划，也教其他学员绘画。这样小马的兴致慢慢上来了，既帮助了他人，也通过不间断的绘画练习巩固了专业技能，自卑感慢慢减少了，也从中体会到个人价值。然后，康复治疗师又安排小马参加了程式训练"服药依从性训练/服药习惯训练"两模块的内容，同时还让他参加了定期开展的双相障碍相关知识讲座。小马对疾病的认识进一步提高，了解到这是慢性复发性疾病，需要坚持服药，擅自停药容易导致疾病的复发。 　　社工在与小马父母的沟通中发现，父母对小马自幼要求严苛，尤其对学业、工作等，另一方面又很溺爱，对他自小到大的个人生活大包大揽，过分控制和约束他的行为，虽然照顾得无微不至，但也导致了小马生活自理和人际交往能力都比较差，家庭内外都很容易产生挫败感，时常因很小的不顺利就产生严重自卑心态。小马对自己本人和职业的期望值也过高，却又意识不到这一点。父母有时还对小马的疾病持怀疑态度，认为也许不是毛病，只是小马太"作"。为此社工特意请小马父母一起来参加精神科医师主讲的疾病知识的健康教育讲座，指导父母如何认识双相障碍这个疾病，告诉他们既然生病身不由己，那么疾病造成的问题也就不是个人的错，不必过分介意。同时建议对待小马的态度要始终一致，既不要过于抱怨、批评，也不要过分褒奖和溺爱，要像对待一个成年人那样对待小马（比如参照一下自己如何对待单位里和小马年纪相仿的同事），无论个人生活还是将来的工作、感情问题，都不能过度涉入，该放手就放手，父母首先要相信小马有能力	患者逐步建立了自信。③了解家属对疾病和治疗的态度及接受程度，这是保证患者长期治疗成功的关键之一。④家属也是疾病知识和心理健康教育、康复干预的对象。⑤了解患者家庭成员之间的关系，对待彼此的态度（如父母教养方式、对子女的期望），家庭内部有无妨碍患者康复的因素等。⑥家庭关系和疾病相互影响，好的治疗干预也可以促进家庭关系朝着更好的方向转变，从而更加有利于患者的康复。 　　心理康复要点：①随访工作中应重视患者的心理状态变化（可能与疾病有关，也可能与性格、现实处境、生活事件即应激等有关），可在康复措施中结合心理支持和治疗。②本案例使用可操作性较强的认知-行为治疗，以特定问题的解决（即情绪控制）为干预目标。③干预方法包括认识自己的情绪（如自我监测和记录每日情绪变化），渐进式行为训练（角色扮演、生活实践），从而提高患者自我控制情绪的能力。④康复不等于痊愈或"根治"，很多时候患者带着部分症状和心理压力也

A. 典型案例	B. 应对措施
完成一个成年人该做的事情，这样成功的喜悦小马自然可以享受，即使失败了也有能力承担。 　　小马的父母听了几次讲座和指导以后，认识到了自己的问题所在，逐渐减少了对小马的过分关注，家里家外都给予小马足够的自由空间，也注重帮助小马学习家务劳动、个人生活管理，并且鼓励小马多和以前的同学、朋友交往，尽量维持一个正常的、年轻人该有的社交圈子。尽管父母对小马还是有些不放心，但通过社工和治疗师的指导，能认识到这些不放心其实只是自己太过焦虑了，并非小马没有能力。 　　小马的情绪越来越平稳，但康复师发现，小马平时都很和气，但偶尔会为一些小事大发脾气。于是由方医师协调请来了心理治疗师和小马交流。沟通中，治疗师发现小马对自己的情绪控制要求很高，平时很难表达自己的合理要求和对别人的不满，与之相对应的就是愤怒情绪的不定期爆发。治疗师和小马分析了这点，小马也同意治疗师的判断，他们一起制订了帮助小马合理表达愤怒情绪和需求的治疗计划。小马每天记录情绪日记，给自己的情绪状态按照 -10 分（低谷）到 +10 分（高峰）标准打分；并且对生活中激发愤怒情绪的场景，通过角色扮演的方法学习合理地表达情绪，并在生活中练习学到的方法。随着治疗的进展，虽然还是有些困难，但小马已经能更好地和别人相处，并且合理表达自己的想法。小马计划这个疗程结束后，出园去找份工作试试。也许病情还会复发，但是小马觉得有这么多人的帮助，他可以应付将来的困难。 　　小马决定重新找工作，但有些畏难情绪。方医师在随访时了解了这个情况，便邀请社区干部和社工一起上门随访。了解到小马仍想从事动漫设计工作后，社区干部和社工便指导小马收集公	可达到康复，只要患者能很好地管理症状和承受压力。

续 表

A. 典型案例	B. 应对措施
开招工信息,从网络信息、报纸、杂志的招聘广告开始,还鼓励小马和以前的同事、本专业的同学取得联系,以获取更多的相关信息资源。根据小马的兴趣和专长,康复人员和他一起分析哪些工种更能贴合实际情况,建议小马先从力所能及的工作开始,尽管薪水不高,但大病初愈后迈出的第一步是建立信心,对那些要求超出自己能力范围、可能带来很大压力的工作暂时搁下,待将来有能力时再做决定。同时社工还建议小马参加动漫设计相关的培训课程,充电学习,弥补技术短板,一边学习,一边工作,循序渐进。康复人员还安排了专注力训练,辅助就业训练和改善与工作相关社交技巧(如求职技巧和与员工、老板相处技巧)等。 在费了一些周折之后,小马终于找到一份还算心仪的工作,开始了朝九晚五的生活,虽然有些劳累,但能够承担,闲暇之余还自愿到"阳光心园"继续教病友们画画和唱歌。	
结语 方医师及其个案管理团队在后续的随访中除了关注小马的病情和服药情况外,还不时地询问小马的工作和生活情况,及时帮助小马疏导工作带来的心理压力,指导他如何应对压力、处理人际关系等问题。待病情进一步稳定、工作能力进一步恢复之后结束个案管理,转介回社区基础管理。	**案例小结** 个案的康复需求是多方面的,如药物不良反应、治疗方案调整、家属健康教育、心理治疗、利用社区资源、就业指导等。

三、分裂情感性精神障碍

A. 典型案例	B. 应对措施
2010 年 3 月，李女士（34 岁）丈夫工作得到提拔，社交活动开始增加，李女士担心丈夫升职后会有外遇而开始出现入睡困难，常整夜不眠，诉头晕、两眼发胀、胃不舒服、胸闷、心情不好，整天想着丈夫的事情高兴不起来，对什么事情都不感兴趣。在综合医院做多种检查未见异常，服中药也未见好转，且体重下降十余斤，逐渐认为丈夫和多个女同事有不正当关系，每天不上班而去跟踪丈夫，只要看到丈夫和异性接触就上前大吵大闹，使其丈夫不能正常工作。5 月，李女士病情进一步加重，常对着窗户外破口大骂，有时自言自语，称听到有声音告诉她丈夫有外遇，因此整日情绪低落，曾一次服下氯硝西泮 50 片，并将腰带系于颈部，用手扯住腰带两端，企图自杀，幸被家人及时发现并制止。李女士不认为自己有病，坚决不去医院治疗，亲友动员皆无效，家人只好求助于社区。	发现：如何识别疑似严重精神障碍患者。
社区工作人员刘阿姨到李女士家中了解情况，李女士反复诉说丈夫有外遇一事，边说边哭泣，且越说越离谱。刘阿姨发现李女士精神异常，先稳定了李女士的情绪，并未直接反驳李女士，而是从其目前的抑郁状态入手，耐心劝其去医院解决睡眠和身体不适的问题。李女士勉强答应去医院检查一下。	沟通：社区工作人员一般性交流沟通原则与技巧。

续　表

A. 典型案例	B. 应对措施
李女士在丈夫的陪同下来到市精神卫生中心，医师了解到其近 3 个月同时存在情绪低落、自杀观念等抑郁症状，又存在幻听、嫉妒妄想等精神病性症状，两套症状几乎同时出现，同样明显，诊断为分裂情感性精神障碍，建议住院治疗，但李女士坚决不同意。因其诊断为严重精神障碍并伴有强烈的自杀观念，经其丈夫签字同意后，通过非自愿住院程序收入院治疗。	精神疾病的诊断与诊断复核：分裂情感性精神障碍。 　　入院程序：非自愿入院标准。
住院期间予以奥氮平 20 mg、盐酸氟西汀（百忧解）60 mg。治疗后，李女士病情逐渐好转，能够认识到之前的表现为病态，表示愿意继续服药治疗，医师判断李女士符合出院标准，于 2010 年 7 月让其出院。住院期间，经医师解释，李女士签署了《参加严重精神障碍管理治疗网络知情同意书》，愿意参加严重精神障碍管理治疗网络，享受后续社区服务。医师把相关信息填入严重精神障碍报告卡，经区精防部门社区卫生服务中心或乡镇卫生院，开展建档立卡和随访工作。	治疗：分裂情感性精神障碍治疗要点。 　　建档登记和信息录入。
出院后李女士能继续坚持服药，2 个月后症状基本消失，不再怀疑丈夫，能在家做家务，照顾孩子，但体重增加明显，较服药前增加了 3kg。出院 1 个月后镇卫生院的王医师来到李女士家中随访，对体重增加的不良反应做出解释，并建议李女士到精神卫生中心就诊，和医师商量调整治疗。但李女士认为自己不用吃药了，自行停药。	社区管理：随访、服药指导、转诊。

A. 典型案例	B. 应对措施
停药半年后，李女士又开始认为丈夫有外遇，要与丈夫离婚。一日，李女士喝下一袋牛奶后突然觉得浑身发冷，认为丈夫要害自己，在自己喝的牛奶里面下了毒，对丈夫又哭又骂，且打砸家具。同时李女士睡眠时间减少，在家不停地收拾东西，做家务，并不分昼夜地绣十字绣，每天只睡 2~3 个小时，其他时间都用来绣十字绣，且在原本的设计上自己多绣了很多东西并赋予特殊的意义。如在一片竹林上加绣一个太阳和一个熊猫，自己解释称代表了自己和儿子以后的生活幸福美满，儿子的学业蒸蒸日上。李女士丈夫发现妻子再次出现异常，立即通知了镇卫生院王医师，王医师来到其家中了解情况后，建议李女士去精神卫生中心就诊。李女士认为医院比家里更安全，欣然答应。	病情变化与处理：识别。 　　转诊。
市精神卫生中心的专科医师经过详细的检查，认为李女士病情复发，目前存在被害妄想和躁狂的症状，仍诊断为分裂情感性精神障碍，建议住院，李女士同意，通过自愿住院途径入院。入院后，针对症状予以碳酸锂 1000 mg 以及利培酮 4 mg 治疗。治疗 2 个月后，病情好转出院。	入院与治疗：自愿住院标准、分裂情感性精神障碍治疗原则。
社区王医师根据李女士情况建立了个案管理团队，包括王医师本人、住院主管医师陈医师、熟悉李女士家庭情况的社区工作人员刘阿姨、心理治疗师和社工，并为李女士制订个体服务计划。针对李女士的情况制定早中期目标以稳定病情为主，社区医师定期家访了解病情变化。考虑到其服药依从性不佳，计划加强药物的健康教育和管理，并定期检测体重、腰围、血糖等指标。建议心理治疗师进行家庭治疗，改善李女士与丈夫的关系。考虑到李女士十字绣得特别好，建议社工安排其在社区教大家绣十字绣，增加其自信，鼓励社会交往，同时逐步恢复工作能力，最终能恢复正常工作。	个案管理：个案管理团队、个体服务计划。

四、偏执性精神病

A. 典型案例	B. 应对措施
事由：2010 年 5 月，张先生前来医院找精神科医师咨询，反映其妻子从 20 年前结婚以来经常怀疑自己有外遇。如自己因工作原因与女性接触、在马路散步时遇到女性等均认为自己有不轨。发展至每天打电话给自己单位，一旦接电话的是女性则大发脾气，进而要求自己必须将单位女性全部辞退。每天自己上班时均被跟踪，要求自己每天准时回家，每次回家后要求自己脱光衣服接受检查，一旦自己身上有痕迹则怀疑自己在外鬼混。不准自己带家门钥匙，每天自己上班后在睡床的草席上撒上一层很薄均匀的爽身粉，在窗户接缝用口水粘头发做标记，每天下班后发现窗户接缝上的头发掉落或草席上的爽身粉不均匀即认为自己带女性在家里鬼混。无论自己怎样努力均无法打消妻子的疑心，为了让妻子消除怀疑，不仅满足了妻子的所有要求，每年还专门与妻子一起旅游，但均无效。近年来日益加重，还出现家庭暴力，经常殴打自己，自己已经无法忍耐。除此之外，生活和工作均基本正常。	1. 疑似精神障碍患者送诊：精神障碍诊疗：《中华人民共和国精神卫生法》第二十八条规定：除个人自行到医疗机构进行精神障碍诊断外，疑似精神障碍患者的近亲属可以将其送往医疗机构进行精神障碍诊断。

A. 典型案例	B. 应对措施
诊断与诊断复核 　　经与张先生沟通，约张先生妻子前来医院精神科检查情况如下。张先生妻子杨女士，46岁，工会干部，高中文化，排行老大，有一妹，性格固执。检查中杨女士说话声音洪亮，理直气壮，愤愤不平，说丈夫一定有外遇，承认上述自己所做的事情，但说是为了表达自己对丈夫的爱，说有种种迹象证明丈夫有外遇，如丈夫有时与女同事谈话时大笑，丈夫与自己散步时遇到对面有女的走过来就看一眼，等等。问其有无抓到丈夫有外遇的证据，说没有直接抓到，原因是丈夫太狡猾。经与张先生的女儿、同事和杨女士妹妹了解，均认为张先生作风正派，而且基本不与女性交往。检查结果杨女士存在嫉妒妄想，妄想系统固定不泛化，自知力缺乏，社会功能基本保存完好。体检和常规化验检查基本正常。	2. 精神科诊断与复核：由精神科医师实施。 　　本案例诊断依据如下：病程20年；存在嫉妒妄想，妄想系统固定不泛化；社会功能保存；无其他躯体疾病等。 　　3. 严重精神障碍发病报告见精神障碍诊疗偏执性精神病（49页）。
住院 　　因杨女士具有伤人行为，告知患者本人其被诊断为偏执性精神病并建议住院治疗，患者本人拒绝住院，因此启动非自愿住院，跟家属商议后同意并将杨女士送入精神科住院治疗。家属办理了住院手续。入院后被诊断为偏执性精神病，医师选用利培酮（逐渐增加剂量至4 mg/日）治疗并由心理治疗师实施心理治疗，症状有所缓解，但仍然不承认自己有病，仍然认为丈夫有外遇，但说既然已经那么多年了，可以不太在意。	4. 住院：见精神障碍诊疗偏执性精神病（49页）。
出院 　　经过2个月的治疗，杨女士的病情好转，主管医师告知家属张先生，杨女士可以出院了，张先生办理出院手续。同时张先生同意并签署了《参加严重精神障碍管理治疗网络知情同意书》。	5. 出院 　　6. 出院病例通知 　　7. 建档登记和信息录入

续　表

A. 典型案例	B. 应对措施
社区管理 　　杨女士出院后回到家中，仍然按照住院期间的药物治疗方案，即利培酮 4 mg/日。1 个月后，社区卫生服务中心的赵医师来到杨女士家中，自我介绍后，询问杨女士最近的情况，身体怎么样，吃饭、睡觉怎么样，是否按时服药，在家干什么了等。经与林先生了解，杨女士最近病情稳定，脾气还好，对丈夫的怀疑少了，仅限于口头指责丈夫，没有冲动行为等。经危险性评估 1 级，综合病情评定为"基本稳定"，2 周随访 1 次。	8. 社区管理：专科医师制订和修改治疗方案；社区医师执行治疗方案，定期随访，患者的服药态度（依从性）是每次随访重点之一，随访对患者和家属予以康复指导，如药物不良反应的应对，鼓励多参加人际交往和娱乐活动，每次随访均填写《严重精神障碍患者随访服务记录表》。
门诊治疗 　　此后杨女士一直在精神科门诊复诊，每次复诊时精神科医师均注意做好心理治疗，减轻杨女士对丈夫的多疑，经过 1 年的门诊治疗，病情比较稳定，杨女士的治疗方案调整为利培酮 3 mg/日。	9. 门诊治疗：由精神科医师实施。常见精神障碍的诊疗见第三章 39 页。
健康体检 　　2011 年 8 月，杨女士接受社区管理治疗已经有 1 年了，赵医师通知杨女士前往卫生服务中心接受一年一次的健康体检，体检发现空腹血糖 8.0 mmol/L，血压 150/100 mmHg，怀疑患糖尿病、高血压。	10. 健康体检：负责每年对重性精神障碍患者体检 1 次，宣传体检的必要性，提早通知患者并做好准备。
合并躯体疾病处理 　　因为体检发现杨女士合并糖尿病和高血压，建议转综合医院诊治。危险性评估为 0 级，将病情定为不稳定。	11. 合并躯体疾病处理：①与精神科医师联系告知患者体检发现患糖尿病和高血压，在精神科医师的指导下在一定范围内调整药物。②转诊综合医院。
转诊 　　张先生带杨女士先后就诊综合医院内分泌科和心血管科，进一步确诊为糖尿病和高血压，给予降糖药（二甲双胍）和降压药（美托洛尔）治疗，嘱 1 周后复诊和每天自行测血压。经过 3 个月治疗，复查空腹血糖为 6.50 mmol/L，血压为 130/85 mmHg，继续降糖药和降压药维持治疗。	12. 转诊：患者合并躯体疾病时应立即转诊综合医院。

A. 典型案例	B. 应对措施
目前现状 　　杨女士现在已经恢复工作，经定期精神科门诊和社区精防医师随访督促，基本能够自觉服药，身体没有不适，与丈夫关系有所改善，病情评定为稳定，3个月随访一次。	小结：①偏执性精神病以系统固定妄想为主，一般可以保持社会功能，需要提高识别能力。②偏执性精神病治疗需要药物治疗结合心理治疗，需要加强社区随访管理以预防肇事肇祸危险行为。③精神障碍患者合并躯体疾病非常常见，需要定期健康体检，及早发现并转诊治疗。

五、癫痫所致精神障碍

A. 典型案例	B. 应对措施
事由 　　3天前，110接到居民报警电话，称42岁的丁某抄了根木棍要打路人。民警到场后了解到丁某是因为邻居在公用楼道里摆放废旧家具而吵起来的，气急之下就抄起了菜刀，暂时被家人拉住，邻居无奈下打电话报警。这样的事不是第一次发生了，丁某声称邻居事事针对他，多次为此上门调解的居委会干部也是和邻居一伙的。有时丁某自己在家会和家人说邻居又在说他坏话了，但家人都没听见；又说邻居在他家电表做手脚，居委会曾帮忙叫来电力公司检查，一切正常，但他仍坚持电表有问题，其他人都是串通好的，等等。警察问询中怀疑丁某有精神障碍，送区精神卫生中心就诊，明确诊断。	报告：本例由群众报告警察，发现疑似精神疾病患者。 　　警察：发现疑似患者，有危害自身或他人安全的行为或危险的，应予以制止，并将其送往医疗机构进行精神障碍诊断（依据《精神卫生法》第二十八条）。 　　如何识别疑似严重精神障碍患者见第四章75页。

续　表

A. 典型案例	B. 应对措施
精神科诊疗与住院过程 　　门诊医师了解到，丁某 4 岁那年一次高热时出现全身强直，四肢抽搐，当时送医院急诊，脑电图显示"癫痫样放电"，从那之后丁某就不时有类似的发作，少则数月 1 次，多则 1 周数次，经神经内科确诊为"癫痫"，一直服苯妥英钠300 mg/日治疗。服药后，癫痫发作得到控制，基本不再有大发作，但仍偶有 1 年数次的精神运动性发作，突然意识模糊，反复点头、旋转，事后自己不能回忆。随着年龄增长，家属发现患者性格越来越固执，做事必须按他的方式，说话啰唆，经常一句话反反复复；而且脾气暴躁，常常因一点小事就和别人口角，一点矛盾会纠缠不放，冲动时常常控制不住自己，会动手砸东西要打人，为此常和邻里有纠纷，家属也觉得有点不对劲，但一直未带患者去精神科就诊。 　　本次门诊医师诊断"癫痫所致精神障碍"，评估后认为符合非自愿住院的条件，以非自愿住院收治入院。入院后予丙戊酸钠 1200 mg/日、喹硫平 600 mg/日治疗。	常见严重精神障碍诊疗：癫痫所致精神障碍见第三章 58 页。 　　住院流程：专科医师护士安排住院；社区医师护士保持联系、定期随访；社区干部保障、协调；警察协助送入院；家属协助住院；社工负责出院转介、沟通、协调。 　　非自愿住院治疗：参见《精神卫生法》第三十条第二款。
发病报告与建档登记 　　门诊医师在收治丁某入院时填写了《严重精神障碍发病报告卡》，随后通过院防治科转给了社区卫生服务中心精防医师王医师。第二天，王医师就约了居委会卫生干部江阿姨一起去丁某家核实信息。路上，王医师不忘叮嘱江阿姨："今天我们第一次上门，又是强制报告的，家属不一定配合。我们得小心，要强调保密原则。"只有丁某的姐姐在家。听闻来意后，丁某姐果然并不友好。"你们怎么会知道我弟弟情况的，他是'羊癫风'，不是精神病。"王医师和她耐心解释了发病报告制度，"他那天有冲动打人的行为，这不是一般人发脾气，其实是精神症状，是长期'羊癫风'导致的	严重精神障碍发病报告制度 　　发病报告范围：对已经发生危害他人安全行为或者有危害他人安全危险的严重精神障碍患者，应当报告。主要涉及的疾病种类有精神分裂症、分裂情感性障碍、持久的妄想性障碍（偏执性精神病）、双相（情感）障碍、癫痫所致精神障碍、精神发育迟滞伴发精神障碍等。

A. 典型案例	B. 应对措施
精神障碍，属于必须报告的范畴，我们根据区精神卫生中心的报病卡了解的信息，但是这些信息只有我们精防工作人员知道，不会泄露给其他人员。您如果同意加入我们的管理网络，我们等丁某出院以后就会定期来上门随访，更好地了解他的病情，有变化可以及时调整药物，每年会有针对家属的健康讲座，符合条件的还可以享受免费服药、免费定期体检政策……""不需要，你们三天两头上门，小区里肯定都知道了，我们以后怎么见人？尤其是居委会干部，回头就一传十、十传百了……""我们上门会注意保密的，不会大叫大嚷，就来问问情况。""不要不要，我对你们居委会干部挺不放心。"交涉未果，王医师只得妥协。"那江阿姨不来，就单我们医师来，可以吗？我们不穿白大衣上门的，或者您陪丁某来咱们社区卫生中心。您放心。""没啥好看的，你们实在要问，就电话问问我好了。""好的，那我们尊重您的意见，我们先电话随访。这是我们的'参加严重精神障碍管理治疗网络知情同意书'，我们写明电话随访，您签个字。这是我的电话，您有什么需要帮助的，可以随时和我联系。"王医师递上自己的联系方式。 　　王医师给区疾控精卫分中心分管街道的医师打了个电话，告知患者已落实，并摘抄《严重精神障碍患者个人信息和随访信息补充表》，建档立卡并录入信息系统。	建档登记和信息录入：社区医师将接收到报病卡的患者纳为本地区管理治疗对象，建立《居民个人健康档案》，按时将患者相关信息录入国家严重精神障碍信息管理系统。 　　涉及表单：《参加严重精神障碍管理治疗网络知情同意书》；《严重精神障碍患者个人信息和随访信息补充表》；《居民个人健康档案》；《严重精神障碍患者发病报告卡》。

续　表

A. 典型案例	B. 应对措施
出院后社区治疗和随访 3个月后，丁某病情好转出院，予丙戊酸钠800 mg/日、喹硫平400 mg/日治疗。 王医师接到出院信息单后，开始了对丁某和家属的定期电话随访。丁某服药后，猜疑症状消失，但仍经常为琐事与人起纠纷，所幸都未造成严重后果，苯妥英钠一直坚持服用，但喹硫平仅断续服用。为此，王医师也在随访时特别强调了坚持服药的重要性，请了丁某参加社区康复机构的服药依从性训练，但丁某拒绝参加。 在定期和居委会卫生干部、精防民警沟通，交换信息时，王医师了解到，每次起纠纷时，丁某都嚷嚷："我是神经病我怕谁，杀了你我也没事。"态度蛮横，邻居为此没少往居委会、派出所反映。大家都对丁某的情况不太放心，王医师专门请来丁某和家属参加了区里举办的普法宣讲会，告知精神障碍患者的权益，会上也特别强调"精神病人犯法不受罚"的观念并不正确，发放了相关的宣传手册。由于家属对疾病了解不多，他建议家属来参加关于癫痫所致精神障碍的健康讲座。讲座中，家属了解到丁某现在虽然精神病性症状已经消失，但慢性病程导致了人格改变，所以才特别容易冲动。王医师一再叮嘱家属要对丁某加强监护，并和居委会、民警沟通，提高警惕，遇到紧急情况，及时联系。	出院病例通知流程： 　（1）精神卫生专科医疗机构的精防部门：将出院信息单复印件转至社区卫生服务中心或乡镇卫生院，开展建档随访工作。 　（2）社区或乡镇精防医师：督促患者定期到精神卫生医疗机构复诊。 　涉及表单：《严重精神障碍患者出院信息单》。 癫痫性人格改变：固执、自我中心、纠缠、黏滞、情绪高度不稳定、争强好斗、易冲动伤人或自伤。 与癫痫性人格改变患者接触时需注意：不与患者发生争执，或试图强行转变其观点；不要激怒患者或发生言语冲突，规避肢体接触。

六、精神发育迟滞

A. 典型案例	B. 应对措施
基础信息 　　小娇刚满 20 岁，是家里唯一的女孩，家庭中同辈人都是男孩，母亲生她时已年近 35 岁，由奶奶在家接生。出生后小娇不会哭，经拍打人约5分钟后才哭出声来。体重不到 2 kg，没出满月就开始发烧，送医院的路上高热惊厥一次，到医院抢救后才脱险。小娇说话、走路、大小便控制都比同龄人晚，因患先天性髋脱位，走路也不是很利索。	预防：精神发育迟滞的预防主要在出生前要做产检，要在医院生产，避免新生儿脑部受损。 　　新生儿阶段要避免高热惊厥，孩子发热时不要包裹过严特别是捂住头部后送诊。 　　发现及训练：在儿童期如果发现孩子比同龄人发育迟缓，应针对具体问题进行行走，说话，大、小便习惯的训练。
8 岁上学后学习总跟不上，一年级复读，二年级就退学了。查过智商不到 60 分。待人接物显得比较笨拙，喜欢和年龄比她小的孩子玩，喜欢吃零食，但一直不太认识钱，买东西经常受骗，家里最多只敢给她 5 元钱。来月经后常因弄到裤子上而遭人取笑。16 岁时随母亲在工地上帮厨，只能干简单的粗活。1 年后母亲发现小娇很容易被男青年约出去，不管认识不认识，只要说带她去买零食就会跟人家走。母亲担心她受骗只好辞工回家。	学习：精神发育迟滞的孩子因为学习能力差会导致学业困难，要尽量送到特殊教育学校（如培智学校）就读。 　　行为问题管理：青春期多会出现与同龄伙伴相处困难，或者不适当的性行为。家庭要尽量教育和加强监护。

续 表

A. 典型案例	B. 应对措施
伴发的精神障碍出现过程 19 岁时小娇渐出现不耐烦，有时自言自语，不如意时会摔东西。大哥结婚办喜事时表现行为不得体，出怪声，莫名其妙地生气，对新娘子喊叫。以后哥哥们结婚都不敢让她参加了。 母亲很担心这样下去找不到婆家，带她到当地的精神病院，希望治疗后能少发脾气，不再自言自语，看上去像个正常人。	疑似患者识别：成人阶段除日常功能如做饭、清洁等有困难外，还会出现正常社会发展方面的问题，如找工作，结婚，抚养孩子等。 本例是患者母亲发现她有不适当行为后主动带去精神病院。
就医过程 医师检查时发现小娇回答问题比较简单，情感显得肤浅，行为比较幼稚。说自己摔东西是因为别人看不起她，骂她傻。自言自语是"有人在说话"，内容复述不出来，对住院表现有些害怕和紧张，劝说后表示同意自愿住院。	住院流程：根据《精神卫生法》第三十条第二款，因患者智力偏低且有冲动伤人危险行为，办理非自愿住院手续。
住院治疗过程 住院后检查智商为 60 分，有片断幻听，没有妄想，不符合精神分裂症的诊断。住院后表现很顺从，按时服药，利培酮每日 2 mg 口服，2 周后自言自语开始消失，基本没有再乱发脾气，能按要求参加康复训练，学会了打扫房间和整理个人卫生，有了一定的安全防范意识，知道不能随便和陌生人出门，不能随便吃陌生人的东西，衣服遮盖的地方不能给陌生人看。住院 1 个月后幻听消失，接触好，偶有病友开玩笑也不生气了。同意出院。患者表示"以后好好说话，不摔东西了"。出院诊断"精神发育迟滞伴发精神与行为障碍"。	常见严重精神障碍诊疗精神发育迟滞伴发精神障碍见第三章 59 页。 精神发育迟滞患者的诊断需要根据临床表现，结合智力做出迟滞的分级。

A. 典型案例	B. 应对措施
发病报告与建档登记 　　医师向患者及家属介绍了社区管理的规范后，患者表示愿意参加，家属也希望得到更多的康复指导。小娇的母亲作为监护人填写了《参加严重精神障碍网络管理知情同意书》，主管小娇的执业精神科医师填写了《严重精神障碍患者出院信息单》，将信息转给了医院防治科，由防治科转给县精防机构。医师嘱咐小娇的母亲继续帮助她进行生活训练，尽量让她掌握基本生活技能；医师告诉小娇社区医师会专门去访视她。	涉及表单：《参加严重精神障碍管理治疗网络知情同意书》；《严重精神障碍患者个人信息和随访信息补充表》；《居民个人健康档案》。
出院后社区治疗和随访调整药物 　　小娇出院 2 周后乡镇精防医师上门访视，小娇的情况稳定，每天可以帮助母亲做简单家务劳动。连续服用利培酮每日 2 mg 2 个月后，母亲发现她没有来月经，服药第 3 个月小娇去医院复诊时表示白天很乏力，月经 2 个月没有来，医师同意将利培酮改为每日 1 mg 观察。	社区管理 　　1. 随访 　　2. 服药指导：本案例为青年女性，用药后出现停经，结合其所伴发的精神障碍已经消失 2 个月以上，可以减药观察。 　　3. 健康教育：患者精神症状控制后不等于智力状况有改进，要教育其家人坚持生活和社交技能训练，为未来的生活做准备。
婚育、社会保障与权益保护咨询 　　此后小娇病情平稳，月经恢复，家人表示满意。向精防医师提出减药，说要去相亲并准备结婚。但又担心结婚后受欺负。精防医师就其社会权益结合当地情况给了回答；并在县精神病院每半年一次的市级技术指导时提出婚育咨询有困难的问题，上级精神科医师给予了婚育咨询。	见第四章 110~122 页。

第二章　严重精神障碍管理治疗
工作人员职责

社区严重精神障碍治疗和管理工作需要不同专业/工作背景的人员一起开展，以下人员职责并不拘泥本章。仅供参考。

一、精神科医师

1. 严重精神障碍门诊、社区和住院诊断、治疗、应急处置、转诊服务。
2. 定期检查制定药物治疗和康复方案，指导基层医疗单位开展个案管理工作和康复。
3. 协助精防管理工作。
4. 精神卫生健康教育。

二、精神科护士

1. 严重精神障碍门诊和住院护理、应急处置及转诊。
2. 定期参加社区/乡镇管理患者状况的检查；协助医师处理疑难患者，指导基层医疗人员的应急处置（包括治疗、康复、心理问题）。
3. 开展和参加个案管理。
4. 协助精防管理工作。
5. 精神卫生健康教育。

三、精防医师

1. 承担严重精神障碍患者信息收集与报告工作，开展线索调查，登记确诊患者并建立健康档案。

2. 开展社区患者危险行为评估，定期随访患者，指导患者服药，指导监护人督促患者按时按量服药、按时复诊。

3. 开展社区康复工作，有条件的地方，实施个案管理计划。

4. 有条件的地方，经过培训，处方常用精神药物。

5. 向精神卫生医疗机构转诊病情不稳定患者。

6. 协助精神卫生医疗机构开展严重精神障碍患者应急医疗处置。

7. 参与严重精神障碍防治知识健康教育工作。

四、公共卫生医师（疾控工作人员）

1. 负责本地区严重精神障碍管理治疗工作组织、协调和管理。

2. 承担同级卫生行政部门委托的相关工作。

3. 参与本地区严重精神障碍防治健康教育活动。

4. 负责本级严重精神障碍信息管理系统平台的建立与维护。

五、心理治疗师

1. 门诊和住院患者的心理治疗。

2. 参与社区个案管理，提供心理康复治疗。

3. 协助精防管理工作。

4. 精神卫生健康教育。

六、职业治疗师

1. 门诊和住院患者的职业康复训练。
2. 参与社区个案管理，提供职业治疗培训。
3. 协助精防管理工作。
4. 精神卫生健康教育。

七、社会工作者

1. 为患者及家属提供心理-社会辅导（残疾适应、危机干预、家庭关系、家庭暴力、儿童照顾）。
2. 协助患者处理疾病所致其他问题（经济援助、就业）。
3. 协助患者使用各种社区治疗、康复和公共服务资源。
4. 协助患者的康复和融入社会的目标（与患者、家属、医疗人员商讨康复计划、出院安排等）。
5. 作为联系医疗服务和社会服务的重要中介。
6. 协助精防管理工作。
7. 精神卫生健康教育。

八、公安民警

1. 掌握危险性评估3级以上的患者名单，在患者外出时及时发现，提早留意和防范肇事、肇祸行为的发生。
2. 重点掌握辖区内可能肇事、肇祸精神疾病患者的基本情况，落实日常监管和控制措施。
3. 在肇事、肇祸精神疾病患者的应急医疗处置中发挥主要作用。
4. 依法做好肇事、肇祸精神疾病患者的强制收治工作。

5. 协助精防管理工作。

九、民政人员

1. 精神疾病患者的医疗救助和社会保障。

2. 贫困、"三无"、流浪乞讨精神疾病患者医疗救助和生活救助等相关工作。

3. 对救助期间突发精神疾病的受助对象，及时联系医疗卫生机构，按照相关规定做好救治工作。

4. 开展社区精神疾病患者的康复服务。

5. 协助精防管理工作。

十、残联工作人员

1. 残疾精神疾病患者的贫困救助和康复救助。

2. 提供并安排残疾精神疾病患者参加社区康复及就业。

3. 依法维护精神残疾者权益，协助相关部门做好贫困精神疾病患者救助工作。

4. 支持基层残联干部参与精神疾病患者管理治疗。

5. 宣传普及精神卫生知识，提高公众精神健康意识。

6. 协助精防管理工作。

十一、村委会、居委会人员

1. 定期随访患者，提供关爱帮扶。

2. 尚无社会工作者的地区，承担相应社会工作，如协助患者处理或解决因患病或残疾而引起的问题（经济援助、住房问题等）。

3. 开展患者的贫困救助和康复救助工作。

4. 提供并安排精神疾病患者参加社区康复。

5. 督促患者家属做好监护工作。

6. 协助精神卫生医疗机构开展严重精神障碍患者应急医疗处置。

7. 协助精防管理工作。

第三章　严重精神障碍的诊疗

一、《中华人民共和国精神卫生法》关于精神障碍诊断和治疗的相关规定

1. 所有参与严重精神障碍管理治疗的人员务必熟知诊断与治疗相关的立法规定要点

2. 精神障碍的诊断应当由精神科执业医师作出（第二十九条）

3. 自愿住院原则　精神障碍的住院治疗实行自愿原则（第三十条），即患者（如果不存在可以实施非自愿住院的条件）可以自行决定住院与否，也可以自行决定出院。

4. 实施精神障碍非自愿住院（第三十条至第三十五条）的条件　诊断结论、病情评估表明，就诊者为严重精神障碍患者并有下列情形之一，可以实施非自愿住院治疗。

（1）已经发生伤害自身的行为，或者有伤害自身的危险的：①须征求监护人的知情同意，实施非自愿住院。②监护人不同意，不得收治住院，由监护人负责看护管理。

（2）已经发生危害他人安全的行为，或者有危害他人安全的危险的：①实施非自愿住院治疗。②如患者或监护人对住院治疗有异议，应当自收到诊断结论之日起 3 日内向原医疗机构或者其他具有合法资质的医疗机构提出。承担再次诊断的医疗机构应当在接到再次诊断要求后指派 2 名初次诊断医师以外的精神科执业医师进行再次诊断，并及时出具再次诊断结论。承担再次诊断的执业医师应当到收治患者的医疗机构面见、询问

患者，该医疗机构应当予以配合。③对再次诊断结论有异议的，可以自主委托依法取得执业资质的鉴定机构进行精神障碍医学鉴定；医疗机构应当公示经公告的鉴定机构名单和联系方式。接受委托的鉴定机构应当指定本机构具有该鉴定事项执业资格的2名以上鉴定人共同进行鉴定，并及时出具鉴定报告。④再次诊断结论或者鉴定报告表明，不能确定就诊者为严重精神障碍患者，或者患者不需要住院治疗的，医疗机构不得对其实施住院治疗。⑤再次诊断结论或者鉴定报告表明，精神障碍患者有本法第三十条第二款第二项情形的，其监护人应当同意对患者实施住院治疗。监护人阻碍实施住院治疗或者患者擅自脱离住院治疗的，可以由公安机关协助医疗机构采取措施对患者实施住院治疗。⑥在相关机构出具再次诊断结论、鉴定报告前，收治精神障碍患者的医疗机构应当按照诊疗规范的要求对患者实施住院治疗。

5. 疑似精神障碍患者的诊断与治疗规定（第二十八条、第二十九条）

（1）疑似精神障碍患者的近亲属可以将其送往医疗机构进行精神障碍诊断。对查找不到近亲属的流浪乞讨疑似精神障碍患者，由当地民政等有关部门按照职责分工，帮助送往医疗机构进行精神障碍诊断。

（2）疑似精神障碍患者发生伤害自身、危害他人安全的行为，或者有伤害自身、危害他人安全的危险的，其近亲属、所在单位、当地公安机关应当立即采取措施予以制止，并将其送往医疗机构进行精神障碍诊断。

（3）医疗机构接到送诊的疑似精神障碍患者，不得拒绝为其做出诊断。

（4）医疗机构接到依照本法第二十八条第二款规定送诊的疑似精神障碍患者，应当将其留院，立即指派精神科执业医师进行诊断，并及时出具诊断结论。

二、精神病性障碍的诊疗

精神病性障碍是一组以精神病性症状为核心特征的疾病，精神病性症状包括以下方面。

（1）幻觉：没有现实刺激作用于感觉器官，而产生的虚幻的感觉体验，除患者本人之外，他人无法感知。

（2）妄想：没有现实依据的、歪曲的病理性信念和（或）思维，患者却对此坚信不疑。

（3）行为异常：患者行为方式往往与现实处境脱节，表现古怪、紊乱、敌对和（或）攻击。

（4）情感紊乱：如情感淡漠或怪异、矛盾情感等。

纳入严重精神障碍管理治疗规范的精神病性障碍包括以下方面。

（1）精神分裂症：多起病于青壮年，"分裂"指如下两方面的"不协调"，即思维、情感、感知、行为等多方面的异常和不协调；精神活动和现实环境也不协调。

（2）分裂情感性精神病：分裂性症状（幻觉、妄想等精神病性症状）和情感症状（躁狂或抑郁）同时存在、同样突出的精神障碍。分裂情感性精神病＝"分裂症+抑郁症（单相）"或"分裂症+双相障碍"。

（3）偏执性精神病：①以系统性妄想为主要症状，偏执意即妄想。妄想持续存在，内容固定，以被迫害、嫉妒或疑病妄想常见；没有明显的幻觉或其他精神病特征。②不涉及妄想时无明显其他心理行为异常，日常交流可正常，常被误认"无病"。③患者在系统性妄想的支配下出现与妄想内容一致的情感和行为表达，如反复诉讼、举报等偏执性行为。

精神分裂症妄想特点：形成迅速，结构松弛，缺乏逻辑推理过程（凭空产生、无因有果），内容空洞（缺乏"故事性"），对象泛化，毫无现实意义。

系统性妄想特点（常见于偏执性精神病）："系统"是指妄想的形成有较严密的逻辑推理过程，内容较丰富，"故事性"较强，常真假难辨，易使人信以为真。判断此为"妄想"的最主要依据是有关妄想的"事实"不存在（有时需经现场调查确认）。

妄想、幻觉、行为紊乱也可见于躯体疾病、精神活性物质（如毒品）使用等，注意鉴别。

精神病性障碍患者的权益最易受到侵害，尽管极少数患者可能有一定危险性，但他们更有可能成为受害者，而非社会危险因素。

（一）精神病性障碍诊断路线

精神病性障碍的诊断路线见图 3-1。

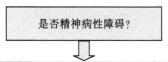

是否精神病性障碍？

是否有下列症状：
· 言语不连贯或言语内容混乱
· 各种妄想
· 各种幻觉
· 兴奋躁动、行为紊乱或行为退缩
· 脑中出现不属于自己的想法或自己的想法未说出来却被别人获悉（被洞悉感）
· 社会退缩：日常生活、学习和工作等社会功能严重受损或明显衰退

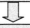

需询问：
· 何时出现？
· 既往是否曾有类似症状？
· 有否治疗？何种治疗？

以上并非由躯体疾病或精神活性物质（如毒品）使用等所致

如果存在数项症状，且满足上述其他标准

精神病性障碍的诊断可能成立：进一步完成以下分类诊断

图 3-1　精神病性障碍的诊断路线

（二）精神病性障碍的分类诊断

1. 精神分裂症

（1）存在以下①~⑨中至少2项：①反复出现的言语性幻听。②明显的思维松弛、思维破裂、言语不连贯，或思维贫乏或思维内容贫乏。③思想被插入、被撤走、被播散，思维中断，或强制性思维。④被动、被控制或被洞悉体验。⑤原发性妄想（包括妄想知觉，妄想心境）或其他荒谬的妄想。⑥思维逻辑倒错，病理性象征性思维，或语词新作。⑦情感倒错，或明显的情感淡漠。⑧紧张综合征，怪异行为，或愚蠢行为。⑨明显的意志减退或缺乏。

（2）自知力障碍，社会功能严重受损。

（3）病程至少1个月。

2. 分裂情感性精神病

（1）同时符合精神分裂症和情感性精神障碍–躁狂发作或抑郁发作。

（2）分裂症状与情感症状在整个病程中同时存在至少2周以上，并且出现与消失的时间较接近。

（3）社会功能严重受损和自知力障碍。

3. 偏执性精神病

（1）符合前文所述特点，以系统性妄想及与妄想内容一致的偏执性行为为主要表现。

（2）病程至少3个月。

（3）社会功能严重受损和自知力障碍。

以上各诊断必须排除器质性疾病、精神活性物质（如冰毒等新型毒品）等所致。

（三）精神分裂症的治疗

1. 治疗前评估要点

（1）注意躯体疾病和精神活性物质（如毒品）使用可能导

致的精神病性症状：①需回顾躯体疾病史，并调查可能的精神活性物质使用情况。②全面的体格检查和神经系统检查必不可少。③优先处理躯体健康问题和（或）可能的毒品使用问题（如脱毒治疗）。

（2）危险性评估：①危险行为既可能针对他人（如攻击、伤人），也可能针对自己（如自伤、自杀）。②患者是否有自伤、自杀或伤人的想法。③本次发病期间有否上述危险行为。④既往发病时是否有上述危险行为。⑤自杀企图和（或）行为可能发生在疾病任何时期，但急性发作或病情加重时危险性更大，因患者在幻觉（或）妄想支配下更可能付诸行动。⑥伴抑郁症状者（如分裂症后抑郁或分裂情感性精神病抑郁症状突出）自杀风险较高。

2. 精神病性障碍的药物治疗

（1）抗精神病药物的分类：①经典抗精神病药（第一代），如氟哌啶醇、氯丙嗪、奋乃静、氟奋乃静（长效针剂）等，通常不良反应较大。②非经典抗精神病药（第二代），如利培酮、喹硫平、奥氮平、阿立哌唑、齐拉西酮等，一般来说不良反应少于第一代药物；氯氮平属非经典药物，因可能发生严重不良反应（如粒细胞缺乏）而被作为二线用药，主要用于其他药物无效的难治患者。上述2代抗精神病药急性期疗效无明显差异（氯氮平稍优于经典药物），主要差别在于不良反应。

（2）急性期药物治疗原则

· 主要目的是缓解幻觉、妄想、兴奋躁动、行为紊乱等症状。

· 一旦确诊，尽早开始药物治疗，因为首次发病后未治疗时间越长，长期预后越差。

· 抗精神病药物是主要治疗手段，首选口服。

· 如无法口服给药，考虑临时或短期（1~2次/日，连续使用一般不超过5天）针剂处理，如氟哌啶醇（5 mg/次）、氯丙嗪（25~50 mg/次），均为肌内注射，不宜静脉滴注（可能发生致死性严重不良反应）。长效针剂（氟奋乃静）仅适用于依从性不佳者，不适于控制急性症状。

·如有条件，用药前应完成相关实验室检查（如血常规、肝肾功能、血脂、血糖、催乳素、心电图等）；如无条件，可询问家属相关躯体疾病史和服药史，治疗中仍需监测。

·氯氮平治疗前和治疗中必须监测血常规（粒细胞计数），如无条件监测则避免使用。

·单一用药（指抗精神病药）原则：根据病情选择一种抗精神病药足剂量、足疗程治疗，不主张2种及以上药物联用。

·低剂量起始，根据治疗反应和耐受性缓慢增加至目标剂量（最低有效剂量）。

·常规有效治疗剂量（因药物种类而不同）或患者所能耐受的最高剂量下，需观察4~6周才能确定是否有效。

·精神病性障碍的治疗也遵循递进（或称序贯）式治疗思路，即一种药物足剂量、足疗程治疗效果不佳者，换药治疗（如氯丙嗪换用氟哌啶醇或换用非经典抗精神病药）。

·换药原则：交叉换药，即更换药物逐渐增量，其间维持原药剂量不变，待新换药物达目标剂量后逐渐减停原药。

·如果经2种或以上抗精神病药足剂量、足疗程治疗均无效，需：①复核诊断。②重新排查任何可能影响疗效的因素（如躯体疾病、其他精神疾病、酒及其他精神活性物质使用等）。③确认治疗依从性，如依从性不佳且难以改善，考虑使用长效针剂。④如排除以上因素，考虑增加药物剂量（根据耐受性）或换用其他作用机制不同的药物治疗。⑤对多种药物治疗无效者，可谨慎考虑使用氯氮平治疗，如无条件定期监测血常规（粒细胞）等实验室指标不应使用。

（3）维持治疗原则

·急性精神病性障碍：药物治疗有效后需维持至少1年，精神分裂症需维持2~5年。其间可根据病情和疗效适当减少剂量。

·慢性精神病性障碍：可能需更长期服药，减量或停药需谨慎权衡利弊（复发风险和可能的药物不良反应），并征询患者及其家属的意见。

·停药原则：如维持治疗后经评估考虑停药，需缓慢减量，数月内逐渐减停药物。其间如有复发征象，则尽快增加至原有效治疗剂量。

3. 抗精神病药治疗中的监测

（1）经典抗精神病药常见不良反应：①神经系统不良反应，包括锥体外系反应，如震颤，行动迟缓，肌张力障碍，静坐不能（极度激越、心神不定、坐立不安），迟发性运动障碍；高催乳素血症（泌乳）；少见癫痫发作。②抗胆碱能作用，包括口干、便秘、视物模糊、便秘、尿潴留；影响中枢还可出现激越和意识障碍。

锥体外系反应的处理：①必要时减量和（或）如下处理，乃至于换药。②盐酸苯海索 2~4 mg/日，分 1~2 次服用可缓解震颤、迟缓、肌张力增高；无效考虑加量或换用第二代药物。③静坐不能，如伴肌张力障碍，予盐酸苯海索 2~4 mg/日，分 1~2 次服用；如伴心率加快，予普萘洛尔 10~30 mg/日，分 2~3 次服用；如不伴上述 2 种情况，予小剂量苯二氮䓬类药（劳拉西泮 0.5~1.5 mg/日，2~3 次）。

最严重的不良反应——恶性综合征：罕见，表现为高热、大汗淋漓（氯氮平所致者可无汗）、意识模糊、血压骤然升高、肌强直、肌酸磷酸激酶和白细胞显著升高、肾衰竭等，重者可致命。处理包括即刻停药、抢救生命、支持对症处理、防治并发症。

最棘手的不良反应——迟发性运动障碍：多因长期大剂量服用经典药物所致，老年女性多见。表现为舌、唇、口和躯干异常不自主地缓慢不规则运动、舞蹈样手足徐动或全身任一肌群的持续痉挛。典型症状为口-舌-颊三联征，包括转舌及伸舌运动、咀嚼运动及噘嘴等动作的联动。无特效药物，预防是关键（严格抗精神病药适应证）。迟发性运动障碍的治疗禁用盐酸苯海索（恶化症状）；必要时逐步减量，换用非经典药物。

（2）非经典抗精神病药常见不良反应：①代谢综合征：包括血糖、血脂升高，糖尿病，体重增加，均为继发心血管疾病的危险因素。氯氮平和奥氮平最明显。②其他不良反应：包括镇静、直立性低血压、高催乳素血症（泌乳）、心电图改变、性功能障碍；锥体外系反应相对较少。处理：包括治疗中监测相关指标；健康的饮食习惯和生活方式有助于减轻代谢综合征症状；必要时给予躯体疾病用药治疗（如确诊糖尿病后予降糖药）。

最严重不良反应——粒细胞减低或缺乏：最常见于氯氮平治疗。预防措施包括严格氯氮平适应证，治疗前和治疗中监测血常规（治疗首月每周1次，次月每2周1次，以后每月1次）；粒细胞计数低于3.0×10^9/L，且服用升白药物（利血生、鲨肝醇、锂盐等）无效者需换药；粒细胞缺乏者须急诊抢救处理。

（3）抗精神病药服用过量：见于误服或自杀。大剂量抗精神病药物与其他镇静药物如苯二氮䓬类、酒等同时服用危险性更高。常见表现为低血压、低体温、嗜睡、心动过速、心律失常、肌张力障碍、癫痫发作，可有严重意识障碍。处理：包括明确服药种类和剂量、急诊洗胃、补液等抢救处理。预防是关键，包括病情监测、指导家属妥善保管药品。

说明：①本模块内容也适用于其他精神病性障碍（分裂情感性精神障碍和偏执性精神病）诊治原则。②分裂情感性精神障碍和偏执性精神病的特殊治疗原则和要点下文另述。

（四）分裂情感性精神障碍治疗要点

（1）抗精神病与抗躁狂或抗抑郁治疗同时进行。

（2）抗精神病药物治疗原则同前文介绍。

（3）根据情感症状的临床相在整个病程（既往和本次发作）中的特点，决定选择以抗精神病药合并心境稳定剂还是合并抗抑郁剂为主的治疗策略。

·如患者病程表现为双相发作（即躁狂和抑郁交替）或仅有躁狂发作特征，选择心境稳定剂（相当于双相障碍的治疗），即使当前表现为抑郁也要慎用抗抑郁剂。

·如既往和当前病程中仅有抑郁症状（从无躁狂症状），则抗精神病药联合选择性 5-羟色胺再摄取抑制剂类药物（三环类药物不良反应与抗精神病药有重叠，不宜选用）；如治疗中出现躁狂症状，即刻停用抗抑郁剂，按双相障碍治疗原则处理。

（4）心境稳定剂和抗抑郁剂治疗原则同下文抑郁症模块和双相障碍模块。

（5）根据耐受性和治疗反应，两组药物剂量均可达各自有效治疗剂量。

（五）偏执性精神病治疗要点

（1）治疗困难，患者常因自知力缺乏不依从治疗。

（2）保持良好的治疗关系，避免与患者发生冲突。

（3）抗精神病药物治疗有助于控制病情，上文（参见第45页）所述药物可选择。

（4）患者对药物的耐受性可能较差，因此宜选择不良反应相对较少的药物，剂量一般低于精神分裂症治疗剂量。

（5）如有明显抑郁、焦虑等不良情绪，可适当给予抗抑郁、抗焦虑药物处理。

（6）心理-社会干预：认知行为治疗合并抗精神病药物治疗可能有效。

三、双相障碍的诊疗

双相障碍又称双相情感障碍或躁狂抑郁症（躁郁症），"相"指情感的某种"状态"。

"双相"是与从来没有躁狂发作的"单相"抑郁症相对而言的。指患者在不同时期，表现为抑郁和躁狂两种相反的发作状态。

只要患者存在躁狂或轻躁狂发作的证据，即使既往没有明确的抑郁发作或难以回顾病史找到抑郁发作的证据，也应诊断双相障碍。

双相障碍根据当前发作状态可分为：①双相障碍-抑郁发作（又称双相抑郁），指当前为抑郁状态，既往曾有躁狂或轻躁狂发作。②双相障碍-躁狂（或轻躁狂）发作，指当前为躁狂或轻躁狂状态，既往曾有抑郁发作。③双相障碍-混合发作，少部分患者当前发作状态可以同时出现抑郁发作和躁狂（或轻躁狂）发作的特征，或两种状态在一日或数日内快速交替出现，称为"双相障碍-混合发作"。

抑郁症一般仅指单相抑郁，确诊抑郁症之前，务必要排除既往躁狂或轻躁狂发作（否则就应该诊断为双相障碍），因为诊断会影响治疗策略。

1. 双相障碍-抑郁发作（双相抑郁）的表现

（1）核心症状表现

·情绪低落：心情不愉快，即使遇到本应开心的事情也高兴不起来，悲观消极，自怨自艾。

·兴趣减退：什么事情都提不起兴趣，不想动，不想做事（好像变懒了），不想说话，不想见人。

·精力不济：即使没有做什么重体力活，也容易疲劳，即使休息也不能缓解。

以上症状中的2条或3条至少持续2周，且每天大部分时间均是如此，导致患者日常活动明显减少，无法胜任日常生活、学习、工作和人际交往。

（2）其他主要症状表现

·焦虑症状，如内心忧虑，烦躁不安，容易发脾气，对生活中的事情样样担心，或过分担心生了什么大病。

·各种各样没有原因的躯体不适感，如心慌、头晕、手脚发麻、头痛或其他多个部位的莫名疼痛，而医学检查又查不出病因。

·思维缓慢，头脑反应迟钝，脑子转不动，思考问题困难。

·行动迟缓，手脚活动变得不如平常灵活，行动变得慢腾腾的。

·从事日常没有难度的活动，如家务、学习、工作、社交活动等，感到困难重重。

·自我评价降低，如自信心较平常明显不足，自卑感，自责，自我埋怨，对自己处处不满意，感到处处不如人。

·悲观消极的想法增多，对自己、对周围世界的看法大多都是消极和负面的。

·失眠，如入睡困难，睡眠浅或夜里反复起床，早醒。

·没有胃口，可以表现为胃胀、不想吃饭、吃不下饭、没有饥饿感。

·性欲减退，对性生活没有兴趣。

·反复出现伤害自己、想死甚至自杀的念头，甚至制订自杀计划或实施自杀行动。

·任何自伤、自杀的想法或行为都是最危险的症状，约15%的抑郁发作患者自杀成功。

·极少数患者可能有"扩大性自杀"的想法，如因自责连累家人，欲先将家人（通常是未成年子女）杀死而后自杀。因此，对自杀观念严重的患者应询问其对家人的态度。

·抑郁症状早晨更重、傍晚时分稍轻（晨重暮轻）和早醒是抑郁发作的典型症状。

少数患者可能出现睡眠过多、食欲增加、性欲亢进等"不典型症状"。

2. 双相障碍–躁狂发作的主要症状表现

（1）情感高涨：躁狂发作的核心症状。主观体验特别愉快、洋洋自得、兴高采烈、自我感觉良好、亢奋不已，而现实处境并不足以支持上述"良好"的体验。

（2）易激惹：指轻微的外界刺激便可引起患者强烈的情绪反应，脾气"点火就着"，动辄大发脾气，甚至暴怒。易激惹可与情感高涨并存，但有些可仅表现为易激惹。

（3）联想速度加快（思维奔逸）：自感头脑异常灵活，反应敏捷，思潮如波涛汹涌，语速增快，言语明显增多。

（4）自我感觉良好：言语夸大，自命不凡，讲话滔滔不绝，眉飞色舞。

（5）活动增多：精力旺盛，行为忙碌不堪，不知疲倦，但行事鲁莽、虎头蛇尾；好管闲事，随意对别人指手画脚或胡乱批评他人；自我控制力下降，甚至有冲动行为。

（6）注意力难以集中，常看到什么就插手做什么；挥霍钱财，大手笔乱买不需要的东西；睡眠明显减少却不觉疲劳；性欲亢进。

（7）可伴有夸大妄想、被害妄想、言语性幻听等精神病性症状。

以上症状对患者的日常生活、工作、学习和人际交往造成明显不良影响。

3. 双相障碍–轻躁狂发作的症状表现

（1）轻躁狂发作的症状与躁狂发作类似，上述躁狂发作的主要症状都可能出现，只是发作程度和功能损害较轻或没有明显损害。

（2）常表现为持续数天的情感高涨、精力旺盛、活动增多、行为莽撞、自我感觉良好、夸大观念、睡眠减少等。

以上症状对患者的日常生活、工作、学习和人际交往未造成明显不良影响。

一旦发现既往或当前有轻躁狂症状，也应诊断双相障碍。

4. 双相障碍的诊断要点

（1）双相障碍-躁狂发作指目前为躁狂状态，既往任何时期曾诊断"抑郁症"或曾有抑郁发作。双相障碍-躁狂发作的诊断见图 3-2。

（2）双相障碍-抑郁发作指目前为抑郁状态，既往任何时期曾有躁狂或轻躁狂发作。双相障碍-抑郁发作的诊断见图 3-3。

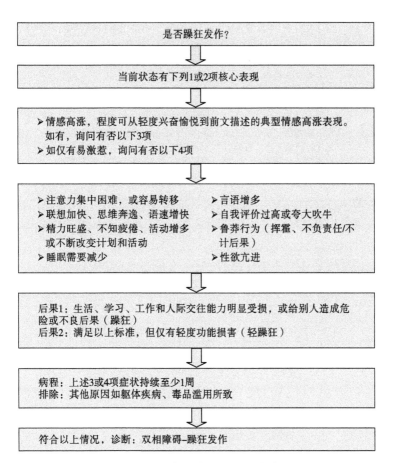

图 3-2　双相障碍-躁狂发作诊断路线

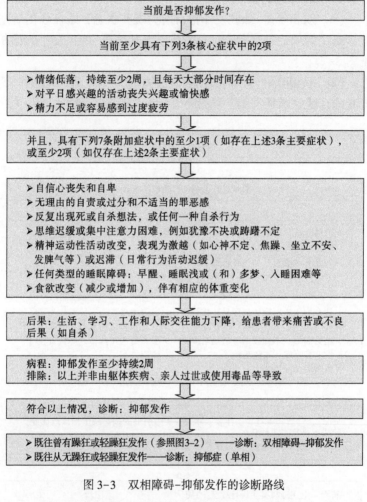

当前是否抑郁发作？

当前至少具有下列3条核心症状中的2项

> 情绪低落，持续至少2周，且每天大部分时间存在
> 对平日感兴趣的活动丧失兴趣或愉快感
> 精力不足或容易感到过度疲劳

并且，具有下列7条附加症状中的至少1项（如存在上述3条主要症状），或至少2项（如仅存在上述2条主要症状）

> 自信心丧失和自卑
> 无理由的自责或过分和不适当的罪恶感
> 反复出现死或自杀想法，或任何一种自杀行为
> 思维迟缓或集中注意力困难，例如犹豫不决或踌躇不定
> 精神运动性活动改变，表现为激越（如心神不定、焦躁、坐立不安、发脾气等）或迟滞（日常行为活动迟缓）
> 任何类型的睡眠障碍：早醒、睡眠浅或（和）多梦、入睡困难等
> 食欲改变（减少或增加），伴有相应的体重变化

后果：生活、学习、工作和人际交往能力下降，给患者带来痛苦或不良后果（如自杀）

病程：抑郁发作至少持续2周
排除：以上并非由躯体疾病、亲人过世或使用毒品等导致

符合以上情况，诊断：抑郁发作

> 既往曾有躁狂或轻躁狂发作（参照图3-2）——诊断：双相障碍-抑郁发作
> 既往从无躁狂或轻躁狂发作——诊断：抑郁症（单相）

图3-3 双相障碍-抑郁发作的诊断路线

（3）少部分躁狂发作患者可能难以回顾找到既往明确的抑郁病史，也应诊断双相障碍。

（4）只要当前和(或)既往存在躁狂或轻躁狂发作的证据，就应诊断双相障碍。

5. 双相障碍的治疗　双相障碍的治疗原则对躁狂发作和双相障碍-抑郁均适用。

躯体疾病和某些药物（如新型毒品）可能导致类似躁狂的症状，因此需要：①进行系统的体格检查和神经系统检查。②询问躯体疾病和可能的毒品使用情况。如存在上述情况，则躯体疾病的处理和戒毒治疗是首选。

对不合作患者：①向家属或其他与患者关系亲密者询问病史和上述情况。②寻找发病诱因，如应激性事件，应首先尽力消除这些诱因的影响。

危险性评估：①双相抑郁患者，自伤和自杀风险。②躁狂发作患者，冲动、暴力、自伤危险行为。存在即刻的上述风险可考虑入院治疗，告知家属严密监测病情和风险行为。

长期治疗原则：①急性期治疗，控制急性发作的躁狂或抑郁症状，强调药物足剂量、足疗程治疗，持续至症状缓解。②维持期治疗，防止病情复发，急性期症状缓解后进入巩固维持期治疗，一般需维持至少 2 年；病情严重（如伴精神病性症状）、多次复发者可能需要维持 5 年。③停药原则，维持期疗程结束病情仍稳定，可考虑缓慢减量，数周至数月渐停药物。④换药原则，交叉换药，即更换药物逐渐增量，原药维持 2 周内逐渐停用。

药物治疗是主要手段：①心境稳定剂最重要。最常用心境稳定剂包括锂盐（碳酸锂）和丙戊酸盐（丙戊酸钠、丙戊酸镁），其他药物包括拉莫三嗪（主要用于双相抑郁，对躁狂发作疗效不佳）和卡马西平等。②抗精神病药物与心境稳定剂合并使用可以更加快起效速度，缓解精神病性症状，尤其对病情严重、行为失控的患者。可选药物包括喹硫平、奥氮平、阿立哌唑、利培酮、齐拉西酮、氯丙嗪、氟哌啶醇等。③苯二氮䓬类药物如地西泮、氯硝西泮等有助于控制急性激越症状（活动增多、焦躁不安、冲动等）。仅作为短期使用，待症状缓解时即可逐渐停药，以防药物依赖。④肌内注射给药，为快速控制急性兴奋躁狂、行为失控等躁狂发作症状，可临时给予氯硝西泮（1 mg/次）、氟哌啶醇（5 mg/次）或氯丙嗪（25 mg/次）等针剂肌内注射，可重复注射，1~2次/日。但注意氟哌啶醇与锂盐不可合用（可能导致不可逆性脑损害、严重心血管不良反应等）。⑤躁狂发作患者禁用抗抑郁药。

6. 双相障碍的药物治疗要点

（1）以心境稳定药治疗为主，如碳酸锂、丙戊酸钠或丙戊酸镁、拉莫三嗪、卡马西平等。碳酸锂和丙戊酸盐的治疗过程中需定期检测血锂和血丙戊酸浓度，以保证疗效及预防血药浓度过高导致严重不良反应或中毒反应（锂盐）。

血锂急性期有效治疗浓度为 0.8~1.2 mmol/L，维持期有效治疗浓度为 0.6~0.8 mmol/L。当血锂浓度超过1.2 mmol/L时可出现程度不等的不良反应，如恶心、呕吐、腹泻、多尿、多饮、手抖、乏力、心电图异常等。锂盐中毒则可有意识障碍、共济失调、高热、昏迷、反射亢进、心律失常、血压下降、少尿或无尿等，必须立即停药，并及时抢救。

血丙戊酸有效治疗浓度为 45~110 μg/ml。

（2）抗抑郁药有导致双相障碍–抑郁发作患者的病情转为躁狂发作（转躁）的风险，不能单独使用。

· 抗抑郁药联合心境稳定药可降低转躁风险。

· 待心境稳定药剂量达目标剂量后，谨慎联合转躁风险相对较低的抗抑郁药，如安非他酮、选择性5-羟色胺再摄取抑制药（即SSRI类药物，包括艾司西酞普兰、西酞普兰、舍曲林、氟西汀、氟伏沙明等）。

· 双相抑郁不宜使用三环类、文拉法辛、度洛西汀等双通道（5-羟色胺和去甲肾上腺素再摄取抑制药）作用抗抑郁药，因为这些药物导致转躁的风险可能较高。

· 抗抑郁药一般在急性期使用，症状缓解后即逐步减量至停用，疗程不宜过长。

·双相抑郁患者治疗中如出现躁狂症状，即刻停用抗抑郁药。

（3）双相障碍可合并使用非经典抗精神病药，如喹硫平、奥氮平、阿立哌唑、利培酮、氯丙嗪等，抑郁发作的治疗剂量一般低于精神分裂症治疗剂量（如合并精神病性症状可适当增加剂量），躁狂发作的治疗剂量可与精神病性障碍治疗剂量接近。

7. 双相障碍的复发监测

（1）抑郁发作的复发征兆：病情缓解时，任何情绪、思维、行为和身体感觉的不适感（尤其曾经"熟悉"的不良感受的再次出现），如持续超过1~2周都可能是复发苗头。每个人复发的征兆都不太一样，熟悉并监控自己独特的不良感受很重要。

常见的抑郁复发征兆有以下几种（也适用于抑郁症患者）：

·莫名其妙的疲劳感、没精神。

·对日常生活多思多虑、莫名担心。

·睡眠比平时更少（或更多，长时间赖床），或对睡眠质量感到不满意。

·比平时更容易发脾气。

·讲话越来越少或不想讲话，甚至跟别人聊天也成了心理负担。

·更愿意独处，不想与人接触，回避社交。

·日常活动减少，似乎人也变懒了。

·生活、学习、工作中的乐趣体验减少了。

·头脑反应变慢了，思路不像平时那样清晰。

·茶饭不香，缺少饥饿感（或进食增多）。

·体重减轻或增加。

·没有原因的各种身体不适感（或过分担心身体健康），如疼痛、虚弱、麻木、头晕等。

（2）双相障碍–躁狂发作的复发征兆

·睡眠需要减少，却仍感精力十足。

·情绪增高（高涨程度超过平时性格表现）。

·活动增多、安静不下来。

·行为超常活跃。

·话语增多，讲话速度变得比平时快。

·容易发脾气。

·攻击性（包括言语和行为攻击）增加。

四、癫痫所致精神障碍的诊疗

1. 癫痫发作前精神障碍　易激惹、紧张不安、焦虑烦躁、淡漠、抑郁、反应迟钝等，偶有精力充沛和自主神经系统症状。

2. 癫痫发作时和发作后精神障碍

（1）癫痫发作的一部分或一种形式，常伴有意识状态的改变。

（2）常见各种错觉和幻觉（如幻视、幻嗅等）、记忆障碍、思维障碍（如思维中断、强迫性思维等）、情感障碍（如恐惧、抑郁、愤怒等）、自主神经功能障碍。

（3）自动症：常在意识模糊情况下做出一些看似有目的，实则目的不明确行为，令人难以理解，如漫游状态。

3. 癫痫发作间歇期精神障碍

（1）癫痫发作间歇期出现的慢性精神障碍，没有意识障碍。

（2）可以出现精神分裂症样、情感性、神经症性症状等，少数可有智能减退。

（3）癫痫性人格改变，包括固执、自我中心、纠缠、黏滞、情绪高度不稳定、争强好斗、易冲动伤人或自伤。

4. 防治要点

（1）根据病史明确诊断。

（2）控制癫痫发作是防治关键。

（3）遵循抗癫痫的规范化药物治疗。

（4）精神症状的治疗要点

·如精神症状出现于意识障碍期间（如精神运动性发作），以控制癫痫发作的治疗为主。

·根据精神症状的特点和类型对症处理。

·对发作间歇期具有分裂样症状者，给予适当抗精神药物治疗，剂量宜小。注意抗精神病药物（如氯氮平）有诱发癫痫的风险，要选择致癫痫作用弱的药物。

·急性兴奋躁动状态时，可临时给予地西泮、氯硝西泮、氟哌啶醇等针剂控制。

·长期使用抗癫痫药可能引起精神症状，必要时可适当减少抗癫痫药物剂量，观察病情。

·抑郁症状者可选 SSRI 类抗抑郁药治疗。三环类药物可能降低癫痫发作阈值，不宜选用。

·伴发焦虑者可加用苯二氮䓬类抗焦虑药。

五、精神发育迟滞伴发精神障碍的诊疗

1. 精神发育迟滞

（1）起病于 18 岁（成年）以前。

（2）多种因素导致大脑发育障碍（器质性）。

（3）智能发育障碍（智能缺损，可伴有躯体发育异常）。

（4）多方面的适应性技能（即应对日常生活、学习和社交的能力）损害。

2. 精神发育迟滞的分级和临床表现要点 见表 3-1。

表 3-1 精神发育迟滞的分级和临床表现

临床表现	轻度	中度	重度	极重度
智商	50~69	35~49	20~34	<20
所占比例	80%	12%	7%	1%
语言能力	语言发育迟缓，思维简单，表达能力差	词汇贫乏，不能表达完整的意思	口齿不清，能表达简单语句	完全没有
躯体发育异常	较少	矮小，特殊面容	严重躯体疾病	严重躯体异常，常出生不久夭折
生活自理能力	可有	训练后可自理	无	无
人际交往能力	有一定交往能力，缺乏主见，易被动服从	与他人建立合作关系极困难	无	无
学业水平	六年级	二年级	低于一年级	低于一年级
职业水平	训练后可从事简单非技术性工作	耐心训练后可从事简单劳动	无	无
社会经济水平	低	更低	无	无
可教育性	可教育	可训练	无法训练	无法训练

3. 精神发育迟滞伴发精神障碍的特点

（1）患者对环境变化的应对能力差，因此常因心理-社会应激（如习惯的居住和人际环境改变）出现精神行为异常。

（2）轻、中度精神发育迟滞患者易受诱骗、唆使、威胁下（因其判断能力受损、容易被动服从）而出现非法行为或其他不良行为，或被迫从事大强度体力劳动，此时他们都是受害者。

（3）几乎所有精神科疾病和（或）症状都可能见于精神发育迟滞。

（4）通常表现为多种形式的症状，可能未必达到各自疾病的诊断标准，因此明确典型症状，并指引相应的对症治疗方案很重要。

（5）行为异常表现最常见，多为冲动、攻击、破坏、自伤、孤僻、社会退缩、刻板和（或）僵化行为等。

（6）情绪问题也较多见，如胆小怯懦、抑郁、焦虑、易激惹、暴怒等。

（7）常伴精神障碍，包括抑郁症、双相障碍、焦虑障碍、精神分裂症、孤独症、多动症等。

4. 精神发育迟滞伴发精神障碍的防治要点

（1）智能缺损无有效治疗手段。

（2）早期预防和干预是关键：①优生优育，如母孕期筛查唐氏综合征等遗传性疾病。②围生期护理，婴幼儿感染性疾病防治、癫痫的早期诊断和治疗等。

（3）家庭和社区监护：①无人监管和监管不力是造成攻击、毁物、自伤和破坏性行为的最常见原因。②患者生活在家庭和社区中的表现通常好于长期居于监护机构（如住院）。

（4）发展性教育和行为干预：①适应能力和社交技能训练。②日常生活技能训练，可提高患者的生活自理能力。③特殊职业或教育训练。④学校训练、帮助和指导就业。

（5）心理治疗：①轻度智能缺损者的语言和理解能力可接受改良的认知治疗等心理治疗。②行为干预，如调整环境（减少应激性环境因素）、指导患者改变或减少适应不良的行为方式。

（6）药物治疗

·主要用于对症治疗，治疗前需仔细了解导致智能缺损的器质性因素，遵循躯体疾病优先处理原则。

·重视某些特定病因治疗，如先天性甲状腺功能低下者补充甲状腺素，先天性卵巢发育不全者补充雌激素等，应用青霉胺促进铜的排泄以治疗肝豆状核变性，以及针对孤独症、多动症等的治疗。

·告知家属妥善保管药物，并严密监管服药，以防误服。

·治疗目的是对症（典型症状）治疗，剂量不宜过大，使用能控制症状的最低剂量即可。

·药物选择视精神症状（如精神病性症状、抑郁、焦虑或躁狂症状）的主要特征而定。

·可予以相应的抗精神病药物、抗抑郁药物、心境稳定药、抗焦虑药物（药物特性和使用原则见前文相应模块）等，上述药物对控制精神症状和攻击、破坏性行为等有效。

第四章　严重精神障碍的管理

一、工作人员自我保护

由于精神障碍患者的特殊性，精神卫生工作人员的工作环境存在遭受患者或其他人不礼貌对待、口头滋扰、恐吓、威胁或袭击等暴力事故的可能，存在威胁其安全或威胁其身体及心理健全或健康的明显或潜在因素。

（一）自我保护

在遇到有潜在危险行为的患者时，最要紧的是保证个人安全。以下技巧可用于加强个人安全。

1. 保持高度警惕性

（1）攻击爆发可在瞬间发生，因此有必要一直注意观察你认为可能有潜在危险倾向的精神疾病患者，但要避免直接的目光对视。

（2）不要走在此人（潜在攻击者）的前面，并且要站在其拳头或所持武器触及的距离以外。

（3）在任何时候都要考虑个人安全。

2. 仔细发现暴力迹象

（1）激动，坐立不安，频繁走动。

（2）侵入个人空间–与他人太过接近。

（3）击打桌子或其他家具。

（4）扔东西。

（5）紧握拳头。

（6）戳手指或推搡。

（7）明显的脸部肌肉紧张。

（8）眼睛对峙。

（9）大声叫喊。

（10）言语攻击和挑衅行为。

（11）突出的姿势。

（12）不平常或不协调的行为。

（13）脾气改变：由静转躁，或由躁转静。

3. 不要逞英雄

（1）除非你是警察，否则不要试图靠自己一人去制服患者。

（2）无论在何处都应寻求他人帮助。

（3）暂时身边无人时，宁可离患者稍远些，同时严密监视其一举一动。安全第一。

4. 对待患者持有的武器

（1）如果你是居委会工作人员，决不要试图解除有武器的施暴者的武装。

（2）如果此人声称有武器，应当相信他的话并马上离开。

（3）如果你怀疑此人可能有武器，也应离开。

（4）即便你是警察，如果你不能安全地将此人约束起来，则宁可离开其所在的房间、车辆、大楼等场所。同时要通知你的同事或其他人员注意安全，并立即召集其他警察或保安。

5. 如果你不是警察而又处于该患者武器威胁之下不能逃离

（1）安静地等待。

（2）可能的话尝试得到帮助。

（3）尽量避免与攻击者格斗。

（4）采取一种被动和非威胁性的身体姿势，如双手摊开于身体两侧，手心朝前，身体呈45°角弯向攻击者，尽量减少目光接触。

（5）做出屈服的姿态。

（6）准备好必要时能迅速地自我保护。

（7）遵照其指令行事，尽量不要使他心烦。

（8）可以讲一些必要的话，目的是使患者能不停地说话或专注于说话而非行动。

（9）如果患者开始安静下来，要小心谨慎地选择合适时机建议其将武器放在桌子上或另一安全的地方。如果他同意，不要企图抓住武器，宁可拖延时间直到帮助者到来。如果不能得到帮助，可用同情的口吻与其交谈，以便减少暴力攻击的危险。

（10）如果攻击发生了，要利用周围的物体和家具作为遮挡。

6. 尽快脱身逃离　一旦有机会，要立即设法逃脱。

（二）缓解方法

一旦患者发生明显的攻击可能性，可采取以下缓解方法。

1. 镇定自信　保持手、眼接触和面部表情自然。

2. 言语缓和

（1）觉察最为关键，随时观察患者的动态。

（2）语言回应："你看起来有点激动。能否告诉我，为什么你感到激动，我或许可以设法帮助你。""看起来你对这件事十分厌烦。我看出你好像要动手打人，我有点害怕你可能会动手。我要请保安过来站在这里保护我们。""我很愿意帮助你，但如果你对我大声叫喊的话我就无法帮你了。要么你停止叫喊，平静地与我交谈，要么我就不得不离开，直到你冷静下来。"

（3）保持镇定和控制。

（4）听取对方和表达同情："我可以理解你现在非常愤怒……请告诉我有什么想让我帮助的吗？""我可以理解你对某些事非常烦恼，请告诉我，是什么令你如此烦恼？""我理解你现在非常愤怒，而且鉴于你今晚的处境，你的愤怒还是有一定道理的。我很愿意帮助你，但如果你发脾气的话我将无能为力。

首要的是，我希望你坐下，这样你才可能告诉我要我如何帮助你。"

（5）觉察对方言语。

（6）使用对方的名字或尊称。

3. 非言语缓和

（1）尊重个人空间。

（2）保持固定距离。

（3）保持开放姿态，尽量保持开放的身体姿势，即不要交叉着双腿，不要双手臂抱在胸前，因为这种姿势象征着不愿意向他人公开自己的想法。

（4）保持眼接触，表情自然。

4. 言语加非言语缓和

（1）聆听：如果想多听患者的反馈，应使用开放式的问题，如怎么、何时、为何、什么，等等。如果想要获得直接答案，可用封闭式的提问以获得"是"或"否"的回答，如"你是否……""你有没有……"，等等。

（2）肯定：努力从患者所谈的想法中发现有意义的东西并认可他的感受，因为感受即便不适当或不合理，但对患者来说是真实的。

（3）同意：允许患者有自由谈论其所关心事情的机会。用点头或"是的""请接着讲"等短语来向其表示你对其话语的关心与鼓励。

（4）致歉：对患者提出的可能工作人员不足之处予以致歉。

（5）接受批评：对患者的批评合理部分予以接受。

5. 适当的回应技巧

（1）表示殷切及关心：在有条件的情况下，可以给患者提供适当的点心或饮料（如冷饮料，这样不会在被扔出来时造成烫伤），以表达一种替患者着想并准备用友好的方式与其进行合作的愿望。但是，如果是在不恰当的时候提供点心或饮料，则有可能表达的是一种回避处理患者问题的想法，从而使其更加愤怒。因此，恰当的时间也是至关紧要的。

（2）切勿过度反应。

（3）避免争辩。

（4）言行要一致。

（5）先洞悉对方想法，再做出响应。

（6）认同对方感受。

（7）协助对方把问题转作常态化。

（8）给予时间做回应。

（9）不做过早评议。

（10）转换话题交谈。

（三）暴力行为出现时的处置

1. 寻求协助　呼叫警察和保安等支持系统，以求能尽快控制状况。

2. 控制场面　维持周围环境的安全与安静，保持冷静及维持安全距离。

3. 解除凶器　告诉攻击者将危险的物品放在一旁，然后再移开，并解释将此物品暂时保管，以获取信任。

4. 隔离患者　将攻击者从嘈杂的环境中移到隔离而安静的房间，减少干扰的因素。

5. 药物治疗　如果攻击者是患者，在有医师处方下给予肌内注射镇静药或抗精神病药物，随后注意监测生命征象。

6. 身体约束　通过约束患者的身体，控制具有攻击行为的患者，过程中执行者要持续与患者谈话，减低患者的不安及反抗。

7. 注意事项

（1）避免英雄主义、单独处理和临阵退缩。

（2）要有信心，团结，行动要有默契。

（3）小心凶器。

（4）小心随身物品，如眼镜、项链、笔、剪刀等。

（5）注意处理态度：冷静，非侵犯性。

（6）经常保持警觉。

（7）使用报警设施。

（8）保护攻击者隐私。

（四）暴力发生的危险因素

在精神科工作时，对于暴力行为的防护需要事先采取预防措施，及时识别暴力发生的危险因素。

1. 工作人员自身因素

（1）经验不足。

（2）技巧不足（沟通、约束）。

（3）缺乏培训和练习。

（4）与组员缺乏沟通。

（5）态度。

（6）压力。

2. 患者（或当事者）因素

（1）精神紊乱。

（2）有暴力行为史。

（3）与工作人员没有建立较好关系。

（4）初次接触，病史不明。

（5）滥用药物或酒精。

（6）隐私受侵犯。

（7）压力：无价值，无出路。

（8）年轻。

（9）当时身心情况不好，或遇有突发创伤性事件。

3. 环境因素

（1）安保人员支援不足。

（2）光线不足。

（3）存在攻击凶器。

（4）单一逃生出口。

（5）环境不能令人安静舒适。

（6）其他患者可随意出入。

（7）无呼救设备。

4. 工作处境因素

（1）单独在边远和缺乏支持的地方工作。

（2）等待时间过长和单独为患者检查或治疗。

（3）处理逃避、自伤或骚扰行为。

（4）进行约束时。

（5）对方有计划性攻击。

（6）处理打斗行为。

（7）转移患者时。

（8）谈判时。

（9）未满足对方要求和遇到坏消息。

二、危险性评估

（一）危险性评估要点

危险性指某人存在实施危险行为的倾向。

精神疾病与攻击或暴力风险：

（1）只有极少数精神疾病患者在特定情况下可能有潜在暴力风险。

（2）酗酒和吸毒等物质滥用导致的暴力风险大大高于精神疾病。

（3）精神分裂症患者暴力行为的发生率低于抑郁症或双相障碍患者。

攻击或暴力风险评估要点见表4-1。

表4-1　攻击或暴力风险评估要点

既往暴力行为	既往暴力行为的次数越多则风险越高，了解既往暴力行为在何种情况下发生
物质滥用	合并酒依赖、吸毒等物质滥用者的攻击或暴力风险较高
年龄	35岁以下男性患者风险较高，但不可孤立看待这一点，需结合其他风险评估结果综合判断
诱发因素	收集信息，尽量找出可能诱发攻击或暴力行为的现实因素
潜在攻击目标	有无攻击计划和企图，可能的目标是谁，是否扬言要伤害某人
妄想对象	明确被害妄想等偏执性妄想有无暴力内容，有无明确对象，这些与患者的攻击性有无联系，患者是否认为有必要发动攻击行为
命令性幻听	命令性幻听的内容是否有攻击或暴力色彩，指向哪些对象，幻听对患者行为的支配程度如何
愤怒和挫败感	愤怒和挫败感加重紧张心态，通过察言观色了解患者如何表达、管理和控制这些不良情绪
躁狂发作	急性躁狂发作患者的情绪激惹性可能增高，受到限制和约束时较易发生攻击或暴力行为
抑郁发作	绝望感可能引发攻击行为，极少数严重消极患者可能有扩大性自杀的风险，如有意先杀死子女或其他家人后自杀

（二）危险性评级方法（0~5级）

按以下方法对所有患者进行危险性评估：

0级：无以下1~5级中的任何行为。

1级：口头威胁、喊叫，但没有打砸行为。

2级：打砸行为，局限在家里，针对财物；能劝说制止。

3级：明显打砸行为，不分场合，针对财物；不能接受劝说而停止。

4 级：持续的打砸行为，不分场合，针对财物或人；不能接受劝说而停止；包括自伤、自杀。

5 级：持械针对人的任何暴力行为，或者纵火、爆炸等行为；无论在家里还是公共场合。

（三）自杀风险评估要点

自杀评估的主要目的是识别可改变、可治疗的危险因素，同时也评估保护性因素。

自杀评估虽不能准确预测自杀行为，但可通过有针对性的治疗和安全管理降低乃至于消除自杀危险。

自杀风险评估并不仅限于医疗领域，社区多功能人员均可参与评估过程。

1. 自杀的危险因素

（1）几乎所有精神障碍都可能增加自杀风险，情感障碍（抑郁症和双相障碍）、精神分裂症、焦虑障碍、物质依赖（尤其酒依赖）出现急性自杀风险可能性相对较高。

（2）不遵从精神疾病的治疗。

（3）慢性或严重躯体疾病。

（4）曾经自杀未遂。

（5）当前有自杀的想法，包括觉得生活没有意思，常想到和死亡有关的事（或希望自己已经死了），有了自杀计划。

（6）心理-社会应激（慢性或急性、重大的应激）。

（7）绝望感。

（8）家族中曾经有人自杀身亡。

（9）儿童、青少年和老年人群是自杀的高危人群。

可以改变的自杀危险因素见表4-2。

表 4-2　可以改变的自杀危险因素

抑郁情绪	命令性幻听
焦虑情绪	冲动性
惊恐发作（急性焦虑）	易激惹
精神疾病	躯体疾病
睡眠障碍	处境艰难（如家庭冲突、工作不顺）
物质滥用（酗酒、吸毒、药物依赖）	致死方式（农药、催眠药等精神药物）

2. 自杀的保护性因素

（1）人总有活下去的理由。

（2）自杀的保护因素和危险因素呈"此消彼长"的态势，评估时需两者兼顾。

（3）保护性因素可以运用于自杀预防的访谈中。

自杀的保护因素见表 4-3。

表 4-3　自杀的保护因素

良好的生存和适应能力	害怕自杀让家庭遭受耻辱和谴责
平素积极的、排斥自杀的人生态度	对自杀的恐惧
解决问题的能力	宗教信仰（如佛教忌杀生）
家庭责任感	良好的治疗同盟和治疗依从性
对家人的牵挂（尤其家中有子女）	家庭、亲友和社区的支持
妊娠	有效的临床救治，而且方便获得

3. 自杀的征兆和预警

（1）通过仔细观察和交流可以发现蛛丝马迹。

（2）患者也可能自发谈论这些问题。

自杀的预警信号见表 4-4。

表4-4　自杀的预警信号

谈论自杀	自发谈论与自杀有关的话题或使用如下语句,如"当初为什么要生我?""生不如死"等
准备工具	购买农药、安眠药、刀具、绳子等
对死亡的态度	超乎寻常地关注生死、暴力等问题,记录与死亡有关的笔记
对前途感到无望	绝望感,感到毫无出路、毫无办法、所有事情都无可救药
讨厌、憎恨自己	内疚、自责,认为自己毫无价值,觉得自己是别人的负担("没有我他们会活得更好")
安排后事	写遗嘱,给家人留嘱托
与亲友道别	不同寻常地拜访亲友,打电话告别(使用"永别"的语气)
自我隔离/封闭	远离亲友,回避他人,封闭独处
自毁行为	酗酒,大把吃药,鲁莽驾驶,甘冒无谓的风险
突然的平静	极度压抑和抑郁后的突然平静放松心态可能意味着已下定自杀决心

4. 自杀风险严重程度的关键评估　需详细询问:

（1）有没有自杀计划?

（2）准备使用何种方式（服毒、服药、上吊、跳楼）?

（3）可能在何时采取行动?

（4）是否准备好实施?

自杀风险的简易分级见表4-5。即使评估为"低风险"也不能掉以轻心。

表4-5　自杀风险的简易分级

低风险	有一些自杀观念,但无自杀计划,表态或承诺不会采取行动
中等风险	明确的自杀观念,但仅有不明确的自杀计划（可能是非致命方式）,表态或承诺不会采取行动
高风险	明确的自杀观念,且已有明确自杀计划（致命性方式）,尽管表态或承诺不会行动

5. 自杀风险评估谈话的原则

（1）不要担心与患者讨论自杀问题会增加自杀风险，敞开来讨论是一种有力的干预。

（2）讨论自杀问题时的"五要"和"五不要"见表4-6和表4-7。

表4-6 讨论自杀问题时的"五要"

传递关注	重要的是让患者知道有你在陪伴和关注他（她）；你所说的话正确与否一般不重要，只要你的声音和讲话方式能让他（她）感受到你在关注他（她）
积极倾听	让患者卸下绝望的包袱，敞开心扉谈论他（她）愤怒或不快的心态，无论谈话效果如何，交谈本身就是好效果
保持同情	与患者讨论其内心感受时要有耐心，保持平静和接纳的心态，不对患者施加价值或道德判断
提供希望	保证患者可以获得帮助，并且提醒患者自杀的想法只是暂时的，让患者知道自己对他人仍很重要
直接询问	如果患者表现抑郁和绝望，要直接询问："你是否有自杀的想法？"这并不表示你在暗示或强加给他（她）自杀的想法，而是表示你在认真而严肃地关注他（她）的问题，并且愿意分担其痛苦感受

表4-7 讨论自杀问题时的"五不要"

与之争辩	避免使用"你有很多活下去的理由""自杀会伤害你的家人""你应该看到光明的一面"，以及诸如此类的语言
表示惊讶	不要对患者的自杀想法表现得很惊讶（不理解），不要说些诸如生命价值的话，也不要说自杀是不对的
承诺保密	拒绝对其自杀想法承诺保密。对于危及生命的情况不能承诺保密，而要让能够提供即刻帮助的人员（如医师、家属、亲友等）知道这个信息
表示认同	不要对患者的自杀想法表达认同的态度
责怪自己	告诉患者"你不可能解决所有的问题，他人的福祉或不幸并不能完全由你掌控"

三、疑似严重精神障碍患者的识别

（1）曾经住精神病院，目前在家。

（2）因精神异常而被关锁在家。

（3）经常胡言乱语，或者说一些别人听不懂或者不符合实际的话（比如说自己能够和神仙或者看不见的人说话、自己本事特别人，等等）。

（4）经常无故吵闹、砸东西、打人，不是因为喝醉了酒。

（5）经常自言自语自笑，或者表情呆滞，或者古怪。

（6）在公共场合行为举止古怪，衣衫不整，甚至赤身露体。

（7）疑心特别大，怀疑周围的人都在议论他或者害他（比如给他下毒，等等）。

（8）过分话多（说个不停）、活动多，到处乱跑，乱管闲事等。

（9）对人过分冷淡，寡言少语，动作慢，什么事情都不做，甚至整天躺在床上。

（10）自杀，或者自残。

（11）无故长时间或频繁不上学，不上班，不出家门，不和任何人接触。

（12）自幼智力不好，读书常不及格或多次留级，人际交往和日常生活自理能力差，并出现上述任一条情况。

（13）以前或目前有全身或局部肢体反复抽搐发作或同时有昏迷，表情茫然，无目的游荡，恍惚，或出现上述任一条情况。平时性格固执，自我为中心，好纠缠，情绪不稳定，争强好斗，易冲动伤人或自伤。

四、沟通原则与技巧

（一）沟通原则

1. 与患者及家属的接触

（1）交流时表现充分的同情心，态度和善。

（2）语言表达简洁明了，针对不同年龄段（如儿童、老年人）的人员使用不同的语言。

（3）尊重患者及家庭，保持中立，不对患者因病所致不良行为做价值判断。

（4）由于精神疾病会给家庭带来很大的耻辱感（又称"病耻感"），对患者及家属要承诺隐私保密，这不但是对他们的保护，也能促使他们接受治疗和外界帮助。

（5）解答患者及其家庭想要了解的信息，尤其与疾病和求治相关的信息。

（6）要聆听并了解患者及家属对疾病的理解和解释，万一他们的理解有误也不必强行纠正，可以聚焦于某个疾病所致的特定问题，并让他们认识到问题所在即可，这是取得他们信任的前提。

2. 对精神疾病相关因素的评估原则

（1）首先要了解患者的躯体状况，既往和当前有否严重或慢性躯体疾病（因为某些躯体疾病也会伴随精神疾病症状，容易误诊为精神疾病）。

（2）医师和护士要对患者做全面体格检查。

（3）对任何可能的躯体疾病都要谨慎评估和处理，必要时转诊至综合性医院相应科室。

（4）评估与精神疾病有关的心理-社会应激因素，如各种压力、家庭成员及其他亲属的关系、居住条件、婚姻、就业和经济状况等，这些都可能导致精神状况出问题，针对这些问题的处理也必不可少。

（5）心理–社会应激是指某些生活事件导致个体产生难以承受的压力。很多精神疾病与应激有关，人们对应激性事件的承受能力不一，不要对此加以道德或价值评判。

3. 治疗和监测的原则

（1）告诉患者和家属治疗的重要性和可能的结果，鼓励家属和患者共同参与。

（2）鼓励患者和（或）家属接受其他亲属、邻里、单位、所在社区的必要帮助（如果不涉及疾病的隐私保密）。

（3）确定治疗目标，首要针对患者和家属最关心的问题。

（4）告诉患者和家属疗程一般较长，如精神分裂症治疗往往需要坚持服药 2~5 年。

（5）告诉家属如何妥善保管药物，尤其要提醒家属防止患者过量服药（如避免误服药或服药自杀行为）。

（6）教会患者和家属识别常见药物不良反应，告诉他们哪些严重不良反应需即刻就医。

（7）告诉家属督促和监测患者按时、按量服药，比如可以给家属提供每日服药清单或记录表，并及时回收检查。

（8）解答患者和家属对治疗的疑问和顾虑，鼓励他们建立对治疗和康复的信心。

（9）医护人员随访时要进行必要的体格检查，评估疗效和不良反应，并适时做出调整。

（10）精防医护人员及其他人员遇到难以处理的诊疗问题应及时向专科医师咨询或转诊。

（11）帮助患者和家属利用当地可能的支持资源，并为之牵线搭桥。

（12）每次随访时可从家属、邻里、单位同事（如果不涉及疾病和隐私保密）等处了解相关信息，对儿童、青少年还可与其学校接触，如患者平时的生活、学习、工作和人际交往表现，这些有助于了解治疗效果。

（13）对接受治疗的孕妇或准备怀孕女性、哺乳期女性、儿童青少年、老年人等重点随访，如增加随访频率。

（14）对于有躯体疾病或身体状况欠佳的患者，要兼顾必要的躯体治疗。

4. 保护患者的合法权益

（1）了解与精神疾病和患者保护有关的法律、法规和地方性文件，并告知患者和家属如何获得这些信息，以及必要时如何运用法律武器保护自己。

（2）鼓励患者生活自立和参加集体活动，鼓励家庭和公众尊重患者的自主性。

（3）教育家属和公众尊重精神疾病患者，反对歧视患者，告诉他们患者是疾病受害者。

（4）确保患者和家属对疾病和治疗过程的了解，获其知情同意。

（5）尤其要尊重患者和家属对保密的要求。

（二）沟通技巧

1. 准备阶段

（1）心理准备：对于可能发生的情况做好心理准备，如遭到拒访（年轻的未婚患者，拒访的可能性比较大），患者及家属的不理解甚至责问，患者病情不稳定导致的不安全因素等，并准备好相应的应对措施。

（2）提前获取患者的信息，包括患者的性别、年龄、婚姻情况、家庭经济情况、目前病情、诊断、治疗经过、病程、发病次数、既往暴力行为史、服药情况、工作情况等。既往有暴力行为史同时病情不稳定的患者暴力风险较高，对于多次自行停药的患者，停止服药与病情复发的风险较高。

（3）获取患者的家庭信息，包括家庭住址、电话、家庭结构、家庭成员间关系、患者的主要照顾者、家庭的实际需求等。

2. 开始阶段

（1）初步建立关系

·对于首次见面者，应简要说明自己的身份，并说明交谈目的，如说"我来探望一下××"或说"××怎么样了？"，如果患者家属仍表现比较疑惑，可以再深入说明，"我们来看一下××的病情恢复得怎么样了""看一下××服药有什么不舒服"等。

·对于多次见面者，交谈一般可以从一般性内容开始，如"今天感觉怎么样""你的衣服很好看""吃饭了吗"等，当患者感到放松时，再转入正题。

（2）通过交流建立良好的关系

·保证良好、友善的交谈氛围。

·适度亲切地称呼对方，如"大伯，早上好""强哥，下午好"等。

·患者无暴力风险时，用柔和的目光与其保持接触，但要避免持续直视。

·不当着家属和患者的面妄加评论患者行为和家庭生活方式。

·语言要通俗，避免使用专业术语。

·以负责任的态度询问对方对自己的解释的反应，如"我解释清楚了吗？"，而不是"你明白我说的话了吗？"。

·保证患者及其家属的谈话内容不被取笑。

·不要以工作者的权威姿态居高临下。

·从观察和倾听中寻找线索，如缺乏目光交流、姿势、弦外之音等。

（3）言语沟通技巧：提问有两种方式，开放式和封闭式提问。开放式的提问能够激发对方说出自己的想法，可以获得比较多的信息。比如"您最近睡眠怎么样，请您详细地描述一下""请问您近期参加了哪些活动"。封闭式的提问往往只需要对方回答"是"或"不是"，比如"您昨天晚上睡的好不好？""您吸烟吗？"。

（4）非言语沟通技巧：非言语沟通是指除了言语交流外的其他手段，比如手势、姿势、表情、情绪等，非言语沟通中倾听很重要。

在和患者面对面时需要保持适当的距离，一般0.8~1.2米，姿势要放松，身体略向对方倾斜，保持和对方的眼神交流，不能东张西望和不断看手表等，适当地点头或者轻声应答"是的""嗯""知道了"，不打断对方说话，不要急于当着患者的面判断病情是不是加重，应结合家属的反应综合判断。

需要注意的是身体的接触，身体接触是有较强感情色彩的非语言形式。在触摸患者时要考虑对方的感受，对情绪激动、有危险性的患者避免身体接触。

运用躯体语言时，要保持面带笑容，讲话语调柔和，保持目光接触，对患者及家属保持温和与关心的态度，对于首次见面的患者要保持适当的空间距离，可以主动与患者及其家属握手。

（5）特殊情况处理

·对患者家属不想被别人知道而拒访的应对措施：①对患者及家属要承诺隐私保密。②强调能够为患者提供康复等更多资源。③随访是国家严重精神障碍管理治疗规范要求的。④如果患者及家属仍拒绝当面随访，可以约定电话随访，或其他随访方式，如医院随访。

·对危险性较高患者的应对措施：①通过观察与交谈，发现患者危险行为分级在2级以上，应首先观察好逃离路线。②建议家属带患者或建议患者到精神专科机构就诊。③将患者信息上报上级机构。④增加随访次数。

3. 深入阶段

（1）通过观察与交谈了解患者目前状况，主要包括以下几方面：

·了解患者的个人生活卫生，观察患者的仪表和衣着，以及患者的生活环境。

·了解患者的人际交往，观察言谈的主动性，语言的多少，了解患者的人际交往状况。如问"××经常和谁一起出去玩"。

·了解患者的工作情况，询问患者及家属："××最近工作状况怎么样啊?"

·评估患者的危险性，通过观察患者的言语行为有无异常、情绪有无异常，询问家属患者最近是否稳定。如果各方面都稳定，不需要再深入询问。如果表现不够稳定，需要进行详细询问。

·了解患者的精神状态，通过观察，确定患者是否存在言语、行为异常。

·了解患者的服药是否规律，对自主服药能力差的人，需要检查患者服药是否正确。观察是否有药物不良反应。

·了解患者的躯体情况，如问"患者最近是否有什么不舒服?"必要时可进行体检。

（2）了解患者及其家属的需求

·询问患者本人，对自己以后是如何打算的。

·询问家属对患者有什么期望。

·根据专业知识给患者及家属提出合适的建议。如对于衰退较重患者，个人生活卫生较差，可以建议患者料理好生活卫生。

（3）协助患者及家属制定康复目标及措施：每次最好只制定一个比较小的可行性目标，并做好详细的行动步骤。如让患者打扫自己的房间、叠好被子、走出家门等。

（4）根据需要，对患者及家属开展健康教育

·告诉患者和家属疗程一般较长，如精神分裂症治疗往往需要坚持服药 2~5 年。

·告诉家属如何妥善保管药物，放置在儿童拿不到的地方；尤其要提醒家属防止患者过量服药（避免误服药或服药自杀）。

·教会患者和家属识别常见药物不良反应，告诉他们哪些严重不良反应需即刻就医。

·告诉家属督促和监测患者按时、按量服药，比如可以给家属提供每日服药清单或记录表，并及时回收检查。

（5）帮助患者和家属利用当地可能的支持资源，如办理残疾证，申请医保报销，转介到康复机构等，并为之牵线搭桥。

4. 结束阶段

（1）总结患者的情况，如告知患者及家属患者病情是否稳定、有没有明显不良反应、还需要继续服药等。

（2）再次强调康复目标，鼓励患者，提高患者信心。

（3）约定下次随访的目标、内容、时间和地点。

五、随访指导

（一）精神病性障碍的随访指导

精神病性障碍包括精神分裂症、偏执性精神病和分裂情感障碍。

1. 对患者进行心理健康教育

·相信自己拥有康复的能力。

·尽可能坚持日常的学习、工作、家务和社会活动。

·遵从医嘱服药。

·有权参与事关自己的重大决策。

·保持健康的生活方式：健康饮食、控制烟酒、体育锻炼、保持个人卫生。

2. 对家属进行心理健康教育

·患者可能听到虚幻的"声音"（言语性幻听）并坚信这

是真实的。不要否定患者的感受，说"我们怎么听不见?"

·要警惕患者有可能在"声音"（命令性幻听）的支配下，出现自伤、自杀或冲动伤人的风险。平时要多了解"声音"的内容。

·患者可能否认患病，或对家人（或他人）有敌意。

·通过日常接触和观察患者的症状复发或加重的征象，必要时须即刻就医，如出现和发病时一样的表现。

·让患者参与家庭事务和社交活动对促进康复很重要。

·不要过于抱怨、批评指责患者，更不要对患者持有敌意或放弃的心态。

·患者容易受到歧视，但也拥有常人应当拥有的权利。

·患者在高强度、高压力的工作或生活环境下较难实现康复。要避免患者刚有进步就立刻提更高要求。

·不要"养病"，患者坚持从事一份力所能及的工作很重要。

·不强求患者对家庭和（或）社会的贡献，患者的价值首先体现在让个人生活有意义。

·让患者生活在真正的社会环境中，如家庭和社区，会远远好于长期住院。长期住院会加快社会功能的衰退。

·疾病会给家庭带来耻辱感（病耻感），但要明白精神病和其他疾病一样，也不过是一种疾病，不是道德问题。

·熟悉国家和社区对患者的帮扶政策、支持资源（可询问社区工作人员），并充分利用。

·社区工作人员有义务上门随访并提供帮助，所以家属的配合很重要。

3. 定期随访要点

·随访时要注意保护自身、患者及他人安全和权益（详见"工作人员自我保护"和"精神障碍患者的社会保障和权益保护"章节）。

·治疗初期的随访频率应较高（每2周随访1次），直至治疗见效。

·治疗有效患者根据临床需要，可每月至数月随访1次。

·对疗效保持乐观、合理的期望（应基于疾病特征和治疗反应），并客观告知患者和家属。

·评估包括症状变化、不良反应和依从性。居家治疗时不遵从治疗的情况较常见，需提醒家属配合监管患者服药。

·重视患者的躯体健康状况，发现躯体疾病要及时处理。

·评估是否需要心理社会干预，特别是患者及家属遇到突发事件时。

·随访工作要尊重地方文化和家庭生活习惯。

4. 指导家属如何帮助患者

（1）家属可能面临的心理压力

·对疾病的恐惧、内疚感、无望感、沮丧。

·很难接受疾病的事实，甚至以各种方式否认（否认会影响家属对治疗的接受和配合），或去寻找"偏方""大仙"。

·疾病给家庭带来的耻辱感（病耻感），害怕并避免让人知道。

（2）指导家属先照顾好自己

·尽力帮助患者的同时照顾自己，只有先对自己好，才会更有能力对别人好。

·尝试接受家人患病的事实和自己的不良情绪，虽然这对任何家庭来说都很艰难。

·抱有现实的期望，要意识到自己不可能面面俱到地帮助患者，更不可能帮助患者一辈子。

·关注自己的身体健康，如保证睡眠、规律锻炼、健康饮食，如有身体不适及时就医等。

·保证自己一如既往的规律的生活、学习、工作、人际交往，并尽力从中取乐。

·如果有条件，加入一些互助组织（如社区康复中心/站的家属联谊会，互联网上的 QQ 群，医院组织的患者或家庭互助活动，朋辈支持等），并从中互相学习。

·鼓励并帮助患者自立，生活中不要为其大包大揽，让患者做力所能及的事，帮助患者学习、生活和社交技巧。

·不要让患者脱离社会，鼓励参与家里家外的任何活动。

（3）指导家属帮助患者接受治疗

·坚持治疗是康复的前提，患者本人可能拒绝就医，这需要家属的督促和支持。

·如果患者拒绝就医可以尝试：让其他家人或亲友陪同就医，针对某一个症状（如失眠、没力气、牙痛、躯体不适感等）引导患者就医，而不是告诉患者因为"有病"需要就医。

·参加社区有关疾病和治疗的知识讲座，这样可以更好地监测病情复发征象、药物不良反应等。

·必要时即刻陪患者就医，不要拖延。

·要让患者尽可能参与治疗决策，这样更有可能促使患者出现治疗要求，并接受治疗。

（4）指导家属观察药物治疗反应

·要牢记患者所服全部药物的名称和剂量，而不是只记住片数。

·妥善保管药物，不要把一次处方的所有药物都交给患者，以防超剂量误服或用以自杀。

·对急性期、自知力未恢复、不依从治疗的患者，监督每一次服药过程。

·观察并尽量记录患者服药后的不适反应（可能是不良反应），并在就诊时告诉医师。

·观察并尽量记录患者的行为、言语、情绪、睡眠等病情变化，如有进步，及时给予鼓励。

（5）指导家属观察复发征兆。自行骤然停药往往是疾病复发的最大原因。

以下为复发的常见征兆：①失眠。②突然自我封闭（脱离社会和外界环境）。③更加不注意个人卫生，或打扮奇特、怪异。④越来越偏执或偏激。⑤对他人有敌意。⑥言语没有条理，或有猜疑色彩。⑦自言自语甚至自笑。⑧发呆、发愣明显。

（6）指导家属应对危机情况

· 可供紧急联系的多名精防人员和管片民警的联系方式。

· 知道如何到达离家最近的专科医院。

· 知道哪些亲友在紧急情况下可以提供帮助。

紧急情况的应对技巧：①不要与急性发作的患者理论或争辩。②患者可能因恐惧而对外界反应过度。③不要对患者发怒或大声叫喊、斥责。④不要针锋相对地讥讽患者。⑤避免目光持续直视，不要有肢体接触。⑥减少吸引患者注意力分散的噪声刺激。⑦减少围观者（尤其与患者发病有关的人员或其妄想对象等）。⑧自己先坐下来，并要求患者也坐下来交谈，放低身位有助于缓解激动的情绪。

（二）双相障碍的随访指导

1. 心理健康教育的时间 躁狂发作患者往往因自知力丧失，自我"享受"其愉悦的躁狂状态，抑郁患者会因为思维迟缓、情绪低落听不进去，故发病时难以接受健康教育。待躁狂或抑郁症状有所控制、自知力有所恢复时可进行健康教育。

2. 心理健康教育内容

（1）解释：双相障碍是两种极端"低"和"高"的情绪状态的交替或混合，一种是抑郁状态（情绪低谷），另一种是过度的兴奋（亢奋）、精力旺盛和（或）容易发脾气（情绪高峰）。

（2）双相障碍较容易复发，坚持长期治疗是预防复发的关键。

（3）记录每天情绪变化，如按照-10分（低谷）到+10分

（高峰）标准给自己的情绪打分，有助于对情绪变化的掌控。

（4）坚持规律的作息时间，尽量保证睡眠充足。

（5）杜绝饮酒或使用毒品。

（6）鼓励向亲友倾诉现实生活中的不快，可以寻求心理和现实支持。

（7）抑郁状态下尽量避免做出左右为难的重大决定，如离婚、辞职、卖房等。

（8）躁狂状态下可能有乱花钱、大笔投资、挥霍钱财可能，财产最好暂由家属保管。

（9）了解有无自伤或自杀想法，要求承诺"不伤害自己"，告知危机情况下的求助方式。

3. 定期随访要点

（1）社区精防人员分工协作进行定期随访。

（2）随访地点和方式可因地制宜，诊所、家庭面对面，或电话随访均可。

（3）告知患者及家属，双相障碍复发率很高，足够长时间的维持治疗可以预防复发；遵从治疗很重要，突然停药很容易复发。

（4）教会患者和家属如何认识相关症状，及其复发征象，告知家属观察病情变化，必要时及时报告。

（5）定期（如2~4周）评估治疗进展情况，病情较重的患者增加随访频率（如每周1次）。

（6）对躁狂发作患者需增加随访频率，直至病情稳定或转介住院。

（7）病情加重或有严重自杀企图者需及时转诊或收入院治疗。

（8）每次随访需要评估症状变化、药物不良反应、治疗依从性、是否需要心理社会干预，评估重点是自杀等消极症状。

4. 双相障碍-抑郁发作随访指导细则　以下细则同样适用于单相抑郁症。

（1）心理健康教育

·抑郁很常见，就像感冒可能影响任何人。

·抑郁状态下的人对自己和将来通常有脱离现实的、放大的消极想法。

·多种治疗方法都可能行之有效，一般需要 1~3 周时间逐步见效。

·遵从医师的治疗意见（依从性）非常重要。

·坚持规律的作息时间，尽量保证睡眠充足。

·健康饮食。

·鼓励坚持以前喜欢的活动，无论目前能否从中取乐。

·帮助应对自伤或自杀想法，要求承诺"不伤害自己"，告知危机情况下的求助方式。

（2）抑郁发作时，如何睡个好觉？失眠是抑郁发作常见的症状，睡眠的根本改善更多地取决于抑郁情绪的好转，因此失眠问题不一定能立即解决。但在抑郁情绪改善前仍可以做如下努力以改善睡眠。

·重新恢复发病前的睡眠习惯，根据生病前的习惯确定自己所需要的睡眠时间，并朝着这个睡眠目标迈进。

·坚持规律运动，但避免睡前剧烈运动。

·坚持规律作息，定点上床，定点起床。

·白天小憩（30 分钟以内）以补充晚间失眠，但如果白天睡眠影响了晚间睡眠，那白天应坚持不睡觉。

·多晒太阳，多参加户外活动。如有条件可照射标准人工日光灯。

·白天打开窗户尽可能让阳光照进家中或办公室。

·晚餐不要吃得太饱，睡前 2 小时不吃东西，尤其避免辛辣和酸性食物、茶、咖啡等。

·通过饮酒"帮助"睡眠的做法是错误的，酒精会大大降低睡眠质量。

·晚餐不要过多进食液体、流质食物。

·如果睡前饥饿难忍，可以少吃点富含色氨酸的碳水化合物，如一根香蕉、一小杯麦片、低脂牛奶或酸奶。

·吸烟加重失眠。

·晚餐后再困也不要立即睡下，可以通过家务劳动、放松活动等对抗困倦。

·睡前避免过多或强烈视觉刺激，如看电视、电脑、手机、平板电脑等电子屏幕。

·睡前可以洗个热水澡，做做伸展运动，听听轻音乐。

·调暗卧室灯光，上床就关灯。

·晚间起床不开太亮的灯，避免噪声和强光刺激。

·保持卧室空气流通和稍冷的温度（18℃为佳，或根据个人喜好）。

·如果半夜醒来：在床上保持放松姿势，保持安静；保持大脑思维的平静，尽量什么也不想，将注意力放在此时此刻的身体感觉上，把白天所有不快的感觉和情绪抛之脑后。

·坚持抗抑郁药物治疗，必要时在医师的指导下短期服用安眠药物。

（3）健康、有助于改善情绪的饮食方式

·进食间隔不要太长。两餐间隔时间太长容易引起情绪急躁和疲劳感，因此尽量每隔3~4小时吃一些东西。

·尽量少食糖类和精炼碳水化合物。甜点、烘焙食物或者快餐如糊状食物、油炸食品等食物容易产生负性情绪。

·多吃复合碳水化合物和富含色氨酸的食物，如土豆、全麦食品、糙米、燕麦片、红豆、香蕉、黄豆制品、奶制品、牛肉、紫菜、芝麻、葵花籽等坚果类，这些食物有助于增加脑内的5-羟色胺水平而不会引起情绪的剧烈波动。

·多吃富含 ω_3 脂肪酸的食物能增加二十碳五烯酸（EPA）、二十六碳烯酸（DHA）（俗称"脑黄金"）的含量，有助于稳定情绪。最好的来源是鱼类如鲑鱼、青鱼、沙丁鱼、三文鱼及一些冷水鱼油添加剂。

·补充 B 族维生素。缺乏 B 族维生素如叶酸、维生素 B_{12} 可诱发抑郁，要获得充足的 B 族维生素，可以服用复合 B 族维生素片、柑橘类水果、绿叶菜、豆类、鸡肉和鸡蛋。

（4）评估和处理相关心理-社会（家庭、单位、人际关系等）问题

·积极倾听，让患者充分表达自己的想法，询问患者对自己生病原因的解释。

·寻找心理-社会应激因素，社区多功能团队协作努力解决紧迫的现实问题（如经济困难、失业等）。

·多方寻求其他家属、亲友甚或邻里的支持，共同帮助处理现实问题。

·针对家庭暴力（女性）和虐待（儿童、老年人）等问题帮助协调社区资源和通过法律手段解决。

·对儿童青少年，最好与老师一起开展帮扶工作。

（5）鼓励重新加入原有的社交圈

·抑郁发作患者最大的困难是不愿从外界获得帮助，隔离和孤独感会使抑郁更严重。

·询问患者既往喜欢的社交圈（如走亲会友、参加运动、社区活动），鼓励重新参与。

·不要脱离自己的人际圈子，如果因为抑郁症已经远离人际交往，那么重新开始。

·告知参加集体活动本身就是很好的心理支持。

·建议患者向信任的朋友和家人寻求帮助和支持。

·即使不喜欢社交活动也要尽量试着参与，处于抑郁状态时，患者或许认为活在一个人的世界里是负担最轻的，事实上，跟其他人在一起会减轻抑郁情绪。

·如有条件，鼓励加入抑郁症患者的互助支持组织。这些

活动有助于减轻患者的被隔离感，大家可以分享患病和康复经验，互相鼓励和支持，相互给予建议如何面对和处理抑郁。

·康复期如何建立和维系人际关系：①把自己的感觉告诉可以倾听的人。②尝试帮助他人。③跟朋友们一起聚餐或喝茶聊天。④请自己喜欢的人一起出行。⑤陪别人一起去看电影、音乐会或小聚会。⑥给老朋友发邮件、微信或者打电话。⑦跟同事一起散步、聚餐、集体活动。⑧每周安排和家人团聚。⑨参加学习班或加入俱乐部认识新朋友。⑩信赖自己的医师、康复师、心理治疗师、社工、社区干部等能帮助自己的人。

（6）规律运动有助于改善情绪

·根据患者喜好制定运动计划，逐步实施，如每次5分钟开始，逐渐增加运动时间和强度。

·从事中等强度（运动时略微出汗、心跳稍稍加快）的规律运动。规律的运动（如走路、慢跑、骑车、太极、瑜伽等）肯定有助于改善抑郁情绪，减少压力，增强愉快感和良好的自我感觉。

·一旦确定运动计划，现在就开始，并鼓励坚持，即使感到很困难也要尽量坚持。

·运动频率每周至少3次，每次45分钟左右。

·增加心-身运动元素，例如太极、瑜伽，或运动时念念有词。

日常生活中的活动都可以作为运动锻炼方式，可以每天进行简单的身体锻炼：①买菜、做饭、打扫卫生。②少开车，多步行，或者把车停放在停车场最远的地方。③经常遛狗。④和同伴一起运动。⑤在打电话时来回走动。在上述活动开展起来后，可以试着增加步行距离或者增加其他一些有趣轻松的运动项目到日常活动中，关键是做自己喜欢的活动，这样就会容易坚持下去。

（7）坚持做自己喜欢做的事情（生病以前经常做的事情）

·尽管没有快乐或愉快的体验，还是尽量建议患者做一些以前喜欢的事情。

·先询问以前的兴趣爱好或者体育活动。

·列举自己原本喜欢的东西和喜欢做的事情，一点点开始。如果以前没有兴趣爱好，则可以做如下内容。

·鼓励多接触大自然。

·关注身边的细小变化。

·读一本好书，看一部好电影或电视剧。

·泡泡热水澡。

·跟家中饲养的小动物一起玩耍。

·记录当天发生的事情（记日记）。

·鼓励做一些没事先准备的事情。

（8）告诉患者何时需要寻求他人或专业的帮助。当出现如下症状时，需要马上向家人、朋友、专业医疗机构寻求帮助。

·悲观的情绪：悲哀、忧郁，对日常的大部分活动失去兴趣和乐趣。

·食欲：食欲差，体重显著减轻。

·睡眠：失眠或睡眠过多，严重影响日常生活与工作。

·活动：显著减缓（运动迟滞）或激越。

·内疚感：感觉自己没有价值，自责，痛不欲生。

·注意力：思维和集中注意的能力降低，健忘。

·消极/自杀症状：感到绝望，反复想到死，甚至有自杀的念头或举动。

（三）癫痫所致精神障碍的随访指导

癫痫患者久病之后可能有人格改变，因此与患者接触时需注意：①加强自我保护，尤其面对情绪不稳定、有冲动攻击风险的患者。②避免独自一人随访，最好有家属或近亲属陪同。③不与患者发生争执。④不要试图强行转变其观点，哪怕这些观点是错误的。⑤不要激怒患者或发生言语冲突，规避肢体接触。

随访及健康教育要点：

（1）告知家属督促患者规律服药，督促患者严格遵从医嘱服用抗癫痫药物和（或）其他精神药物（如抗精神病药），随意骤然停用抗癫痫药可能导致癫痫发作难以控制。

（2）帮助患者处理生活中的应激性事件。

（3）告知家属勿让患者独自生火烧饭或独自游泳，癫痫发作频繁时避免让患者独自外出，以防突发癫痫导致严重意外。

（4）提醒患者避免饮酒，或使用其他精神活性物质（如毒品）。

（5）提醒患者避免进入强光照射或强烈灯光闪烁的环境（如舞厅、夜总会等）。

（四）精神发育迟滞伴发精神障碍的随访指导

（1）随访前应征得家属同意，最好当着家属的面进行随访。

（2）帮助疏解患者家属（照料者）的心理压力，鼓励家属建立和保持"顺其自然"的生活态度，接纳患者可能做事处处"犯难"的现状。

（3）帮助解决家属的实际困难，尽力为他们争取必要的生活、就业、社区和卫生等支持性资源。

（4）指导家属认识和帮助应对患者生活、学习或工作中的难题，寻找导致患者不良行为的原因及解决方法。

（5）帮助患者从事能让其获得快乐的事情。

（6）帮助患者建立规律的生活习惯，包括一日三餐、娱乐活动、学习或力所能及的工作、睡眠。

（7）帮助发展患者的自我照料能力，学习基本的生活技能。

（8）如患者处于适学年龄，鼓励到培智等特殊教育学校学习，没有相应学校的地方，患者在普通学校上学时，要与老师沟通适度减少作业量，放低对成绩的要求。

（9）对良好行为进行适度奖励，对问题行为不予奖励。

（10）注意防范患者的权益不被侵犯。女性患者要反复进行性安全教育。

（11）随访中须注意安全性问题，如患者行为或言语透露可能对自身和（或）他人构成威胁、适应不良行为和（或）精神症状加剧、躯体健康恶化等，此时应及时转介相关医务人员处理。

六、个案管理

个案管理是一种集中优势资源，解决重点难点患者管理的方法，起源于心内科对患者的护理，逐步扩大到其他科室。

（一）个案管理的实施

1. 个体服务计划的制订　个案管理服务主要体现在制订和实施个体服务计划（individual service plan，ISP），见表4-8。一个完整的个体服务计划包括以下7个环节：评估现况→明确问题→确定目标→制定指标→采取策略→明确责任→检查进度。

（1）评估现况：对个案的评估是基于精神状况、躯体状况、危险性、社会支持、残疾情况、经济状况等全方位的。由于每一位个案的社会功能缺损是不同的，所以有效的康复措施是针对个体的、具体而实际的功能缺损情况来进行的。通过评估，找出患者在治疗、管理或康复方面的主要问题，为日后实施相应策略提供依据。

评估时，需要考虑如下14个方面。

·精神健康状况：可采取不定式的精神检查方式或定式的量表测查。注意关注情绪状态。

·身体健康状况：采用系统回顾的方式询问个案的主观感觉，做系统的体格检查，辅助检查，明确医学诊断。

表4-8 个体服务计划（ISP）

个体服务计划中需要考虑的领域：

1. 精神健康状况 2. 身体健康状况 3. 个人和他人的安全 4. 个人对疾病的反应
5. 药物治疗的管理 6. 复发的早期征兆 7. 友谊/社会关系 8. 应对压力能力
9. 工作/休闲/教育 10. 日常生活技能 11. 家庭和社区支持系统 12. 收入
13. 居住状况 14. 权利和主张

个案管理明细计划单（由个案管理员和患者协商制定）

1. 现况评估，明确问题	2. 确定目标，制订指标	3. 采取策略	4. 责任人 完成时间

患者签字： 个案管理员签字：

·个人和他人的安全：评估本人安全和对他人的安全（可参考危险性五级评估）；有无涉及司法的问题；转诊来源。

·个人对疾病的反应：指个案对自身精神疾病的发生、症状、治疗的理解；对疾病治疗和康复的期望；因疾病带来的压力和耻感。

·药物治疗的管理：目前治疗是否恰当，治疗是否有效，对治疗的依从性，药物不良反应的处置。

·复发的早期征兆：观察和探索个案可能存在的早期复发迹象，如睡眠状况变化，对外界的敏感度变化等。

·友谊和（或）社会关系：①友谊及社会关系，包括朋友数量，友谊时间长短，与朋友的关系和接触的频度；是否喜欢和其他人在一起，还是宁愿独处，需要他人的帮助来维持人际关系。②与家庭接触的频度，如父母、兄弟姐妹、子女。③婚姻状况，关系如何。

·应对压力能力：指应对症状和认识早期症状的能力，应对环境压力的能力；求助方式，解决问题的方式。

·工作、休闲、教育：①时间管理，如是否能够按时赴约，工作或其他日常活动守时，能够独立地安排时间、每天的一般日程。②休闲活动，如能或不能看电视、看电影、下餐馆、听音乐、体育运动，兴趣爱好，以上活动的频率。③教育经历。

·日常生活技能：①日常个人生活的料理，是独立进行、需人提醒、需要督导还是不能完成。②交流沟通的能力，口语能否与他人进行沟通，能否主动发起与人进行交谈。③使用电话，是否需要别人帮忙，会应答电话、拨电话号码、查找电话号码。

·家庭和社区支持系统：主要评估来自家庭和社区服务方面的资源。①家庭情况，包括家庭成员对个案的态度，情感表达的情况，个案有无监护人，监护人详细情况；家庭关系如何，有无家庭暴力或虐待；家庭经济状况。②社区支持，如可否得到社区医疗，可否得到来自民政、残联的照顾，有无可适用的社区内的康复设施等。

·收入：有无劳动收入，是否享受政府贫困救助或残疾人补贴。

·居住状况：个案和谁共同生活，住房情况。

·权利和主张：权利和维权，有无人权受到侵害。

（2）明确问题：根据评估的情况，明确主要的问题，记录在表4-8第1栏"现况评估，明确问题"中，作为确定目标和提供各项服务的依据。在不同的阶段，主要问题可能不同，一般来讲，每次评估后设定的主要问题不能太多，以不超过3~4个为宜（注：在开展个案管理制订个体服务计划之初，为了避免遗漏，应将所有评估出来的问题均作为主要问题制定相应的目标、指标、策略、责任人和完成时间，待熟练之后，才按照每次明确3~4个主要问题的方法实施）。比如，某个个案评估的结果是病情不稳定，家庭成员对治疗失去信心，那么主要问题就是治疗问题，家庭对疾病的态度问题。明确了主要问题，今后的服务和康复措施才有针对性。

（3）确定目标：根据表4-8第1栏中明确的问题，有针对性地进行康复。所有责任人，包括个案管理员、个案和家属，经充分讨论后，共同设定相应的可行的近期目标和远期目标，填入表4-8第2栏。譬如，某个个案的主要问题是始动性差，个人生活非常懒散被动。他的近期目标就是主动料理个人生活，远期目标可能是参加社区活动。康复目标的制定要切实可行，个案能够做得到。

（4）制定指标：根据确定的目标，制定几个细化的客观指标来检验康复的效果，记录在表4-8第2栏。这些指标要切合实际，有可操作性。比如对生活懒散的个案，康复成功的指标可能是：按时起床，每周洗澡一次，自觉洗漱；对于几乎完全康复的个案，康复成功的指标可能是成功就业，走入社会。

（5）采取策略：个案管理分医疗和生活职业能力康复两个部分。医疗部分主要包括病史采集，精神、躯体状况，危险性，服药依从性和药物不良反应检查评估，制订用药方案。生活职业能力康复部分主要包括个人日常生活、家务劳动、家庭关系、社会人际交往、社区适应、职业与学习状况、康复依从性与主动性检查评估，提出康复措施等。例如，对一个生活自理和社会交往能力很差的个案，安排其接受日间活动中心服务，要求按照日间活动中心安排定期参加其选择的活动。记录在表4-8第3栏。

制订和实施个案管理策略首先应该从保证医疗开始。有条件的地方，逐步增加生活职业能力康复。

（6）明确责任：在个案管理中，个案、家属和个案管理员都是非常重要的角色，缺一不可。个案管理中，个案、家属和个案管理员是一个工作的团队，或者说是为了达到患者回归社会的目的而组成的一个联盟。所以，作为团队成员或者盟员，其出发点和目的都是一致的，在制订个体服务计划时，三者的参与和协商是非常必要的。

个案是服务对象，又是团队成员，因此，单纯的"患者身份"对他们显然不适用。他们要按照既定的计划去做，做好了可以受到奖励和表扬，做不好要受到批评或惩罚。

家属在患者康复中作用明显，因为患者的很大部分时间是和家庭成员共同度过的。家属要在个案管理人员的指导下，监督计划的实施，调解家庭情感表达。

个案管理人员是团队中的专业人员，他要对个体服务计划的科学性、可行性负责，提供精神病学医疗和康复服务，对计划实施进行监督和检查。

制订个案管理计划要明确责任人，记录在表4-8第4栏中。

（7）检查进度：由于精神疾病的特点，个体服务计划显然要兼顾短期和长期利益。根据个案的特点和病情，按工作规范要求，数周或数月检查一次进度，评估所制定指标的完成情况，并制订下一步个体服务计划。将采取策略和考评时间记录在表4-8第4栏中。

考评进度时以鼓励为主，先考评是否完成，个案完成了服务计划时要及时鼓励、奖励，肯定成绩，然后进入下一个个体服务计划的制订。对没有完成者要首先询问和分析原因，不要责备个案，再根据情况检查是否原个体服务计划制订得不合理，或是合作团队中谁没有尽职尽责。最后进行目标调整，保证能够完成。个案管理效果评估，至少每3~6个月评估一次。

在制订完一份完整的个体服务计划后，将服务计划一式两份由个案和个案管理员签名分别保存。

2. 个案管理的工作流程　个案管理的基本工作流程见图 4-1，个案管理的具体工作流程见图 4-2。

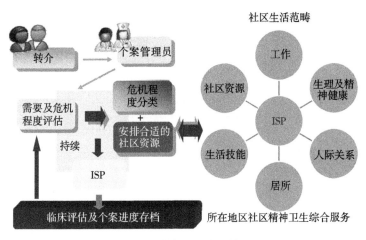

图 4-1　个案管理基本工作流程

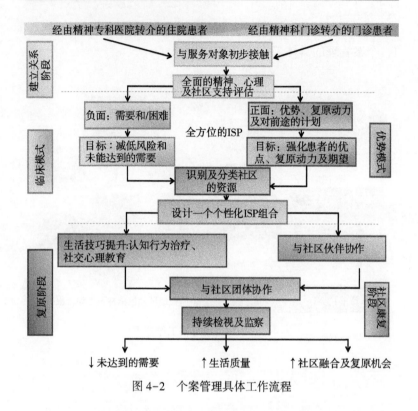

图 4-2 个案管理具体工作流程

3. 个案管理的分级管理 一般均以危险行为或风险评估为依据。

（1）我国《重性精神疾病管理治疗工作规范》（2012 年版）规定的个案管理分级管理见表 4-9。

表 4-9　个案管理的分级管理

一级管理	二级管理	三级管理
管理对象（符合下列之一）： 　1. 病情不稳定患者 　2. 近 6 个月内有危险性3~5 级的情况，包括自杀行为和明显自杀企图 　3. 曾经危险性评估 4~5 级，包括肇事、肇祸的患者，且目前病情稳定不满 2 年	管理对象（符合下列之一）： 　1. 病情基本稳定不满 1 年的患者 　2. 病情基本稳定 1 年以上但不能按医嘱维持治疗者 　3. 近 6 个月内有危险性评估 1 级的情况	管理对象（符合下列之一）： 　1. 病情稳定不满6 个月的患者 　2. 病情基本稳定 1 年以上且基本按照医嘱维持治疗者，同时危险性评估为 0 级
管理要求： 　1. 以医疗计划为主，执行"危重情况紧急处理"和"病情不稳定患者"的随访时间要求 　2. 及时将危险性评估结果、管理等级及干预措施等告知当地社区、居委会、派出所等	管理要求： 　1. 从医疗计划开始，逐步增加生活职业能力康复计划 　2. 执行"病情基本稳定患者"的随访时间要求	管理要求： 　1. 执行医疗计划，制订针对性生活职业能力康复计划 　2. 执行"病情稳定患者"的随访时间要求

　　（2）我国香港地区个案管理的分级管理（表 4-10），针对性更强，很值得参考。

表4-10 香港地区精神科个案管理危机分类及所需的照顾形式

危机程度	临床介入重点	照顾程度
低度危机 ·较少引起危机的因素及明显的保护因素 ·支持性的家庭成员 ·精神状况稳定 ·合作,与医护人员有互信的关系 ·很少有暴力、自伤及疏忽照顾的病史	·强化保护的因素 ·持续的支持及监护观察 ·进行复原为本的介入模式 ·加强其系统及家庭的支持	**标准** ·最少每月一次的评估跟进
中度危机 ·存有危机因素及很少保护因素 ·社区及家庭支持不足 ·精神状况一般 ·合作,与医护人员有互信的关系 ·有暴力、自伤及疏忽照顾的病史 ·具有会引致病情恶化的因素	·强化保护的因素 ·增加见面的频率 ·较紧密的监护观察 ·鼓励复原及融入社区 ·加强其系统及家庭的支持 ·如有需要,需提早复诊	**中等** ·增强接触密度 ·最少每月一次的评估跟进 ·密切监护观察 ·提早复诊/需考虑住院
高度危机 ·明显危机因素及很少保护因素 ·有限的小区及家庭支持 ·仍存有很多病征,而且拒绝和医护人员合作 ·易冲动,情绪变化急剧,判断力弱 ·经过治疗及介入,情况没有改善	·相当紧密的监护观察 ·需向和患者有接触的人士通报其情况 ·咨询团体督导/主诊医师的意见 ·需考虑安排患者自愿入院或非自愿入院	**高度** ·增强接触频率 ·密切接触以定期做危机评估 ·提早复诊/需考虑住院

4. 个案管理的运作模式

（1）每个个案安排一位个案管理员，跟进的时间不少于1年。

（2）个案管理员应提供一年365天全天候服务，应明确规定工作日办公时段提供的服务时间，并提供非办公时段和非工作日（如公众假期和法定假期）值班服务。

（3）个案管理员运用临床个案管理模式，为个案提供量身定制的个体服务计划，并确保个案能在社区中得到精神专科及社区伙伴的支持。

（4）个案管理员以全面康复为方向，与团队的督导及主诊医师紧密合作，监察个案的精神状况，根据个案的需要及危机程度，持续检讨个案的个体服务计划。

个案管理员按照"患者基础管理"中分类干预的随访时间要求开展个案随访，随访内容包括：①执行患者基础管理的随访内容和要求。②评估个案危险性和各项心理社会功能，提出个案管理计划更改建议。③提出管理等级更改建议。④如发现个案病情变化或者有发生危险性行为的可能，随时向多功能团队报告，必要时向精神科医师报告。

个案管理中需要注意的问题：

·个案病情不稳定，要及时寻找可能原因，予以相应处理，包括提高治疗依从性措施，调整药物剂量、种类或者用药途径等。

·发现个案和家属存在关于疾病的不良心理反应，要提供心理支持以及家庭教育。

·发现个案功能缺陷，提供具体的康复指导和训练，介绍到康复机构接受系统康复训练。

·对于已经恢复工作学习者，提供连续性支持，处理压力和治疗相关问题。

·与家属建立良好关系，积极争取家属参与个案管理。

（5）精神科医师定期（一般每季度）到社区卫生服务中心和乡镇卫生院开展工作，内容包括：①检查社区或乡镇管理的疑难个案精神状况和躯体状况，制订或更改治疗用药方案。②指导个案管理组制订或更改个案管理计划。③帮助解决基层人员在工作中遇到的疑难问题，指导个案管理计划实施。

（6）建立多功能团队会议制度。多功能团队成员每3个月会商患者情况，会商内容包括：①根据评估结果，修订个案管理计划。②调整个案管理级别。③解决诊疗工作中其他问题。④如遇特殊情况，个案管理组要随时会诊讨论。有条件多功能团队每周一次例会，每个成员应该有机会提出自己的看法。

所有个案每6个月进行至少一次临床回顾，重新检讨修订个体服务计划。

（7）个案如有紧急需要，个案管理员需转介个案至精神科专科医院，社区精神科服务队伍作紧急危机干预。

（二）个案管理团队分工（依据案例）

1. 精防医师（林医师）　负责制订和实施个案管理计划，对其他成员的工作进行督导，作为患者和其他团队成员之间的中介，定期随访病情变化，并及时将患者病情变化报告给精神科医师，指导家属督促患者服药和定期复诊，对患者和家属进行心理健康教育，作为应急处置的联络人和主要处置者。

2. 居委会干部（胡阿姨）　定期随访患者，观察病情变化并及时上报给精防医师，督促家属的监护工作，了解与疾病康复相关的现实需求，并在现有社区资源条件下帮助解决实际问题，为患者和家属提供社区康复资源和精神卫生相关政策信息，必要时参与应急处置。

3. 精神科医师（李医师）　负责指导个案管理计划，接收精防医师的病情报告，并根据门诊观察和访谈评估适时调整治疗方案，患者就诊时进行心理健康教育，必要时参与应急处置。

4. 康复人员 接收患者参加机构（阳光花园）康复训练，为患者量身定做个体化的康复计划并实施，将康复训练中发现的病情变化上报给精防医师。

5. 心理治疗师 接收患者参加心理治疗，制订个体化心理治疗干预方案并实施，将心理治疗中发现的病情变化上报给精防医师。

6. 社工 作为中介协助医疗人员、康复师和心理治疗师开展工作，为患者和家属提供心理-社会辅导和健康教育，协助患者使用医疗、康复和公共服务资源，指导和帮助患者接触社会和获得公共服务信息。

7. 民警（戴警官） 通过随访及与其他团队成员的联系，了解患者基本信息（如有无再次肇事、肇祸倾向），危险性情况的防范工作，作为应急处置的主导力量。

8. 团队成员间的联络 通过定期会商和必要时的即时联络，相互沟通，将患者的特定情况和实际需求及时报告给相关团队成员。

（三）制定和实施个案管理的原则

1. 与个案保持良好的关系 与个案及家庭建立良好关系是顺利开展工作的关键，也是前期工作的重点。提供医疗服务的同时，还需注意提供支持性服务，并努力减轻个案和家属的病耻感。

2. 建立治疗工作联盟 强调以团队合作为个案提供服务，方能满足个案的多元需求，个案管理员与服务部门之间，不同部门之间都需要互相协调、配合，整合社区资源，在个案与社区资源之间架起桥梁。

3. 部门/人员分工

（1）医疗机构、人员：负责疾病评估、药物治疗及精神康复指导。

（2）心理治疗人员：负责心理–社会康复。

（3）社会工作者：个案和服务之间的桥梁，帮助个案接触社会、参与社会活动，让个案在熟悉的环境中重新构建有意义的生活。

（4）社区居委会、民政、残联：帮助解决个案的日常生活和就医困难。

（5）公安人员：协助保障个案正当权益，并主导危险行为的应急处置。

4. 家庭的参与很重要　家属协助观察个案疾病复发的征兆、对管理的态度和反应，帮助解决日常生活问题，督促个案接触社区、利用社区资源等，因此要积极鼓励家属参与个案管理计划。

5. 目标制定　因人而异，详细了解个案及其家庭的需求非常重要；目标要具体且具有针对性，不同阶段的可制定不同的目标。

（1）初期目标：与个案、家庭和团队成员建立良好的服务和工作关系。

（2）早、中期目标：注重疾病和危险行为的预防性目标，同时帮助个案获得并使用各项社区服务资源。

（3）后期目标：重在康复性目标，可以是职业康复，也可以是社会角色设计等社会生活康复。

每个阶段目标的实施要循序渐进，分步骤落实，对不能完成的计划要找出原因，寻求多方资源解决障碍，必要时要调整目标和具体实施计划。

6. 设定服务范围　在现有的社区资源环境下开展积极服务，以社区目前缺乏的资源为界限，提供力所能及的服务，否则个案管理人员容易产生挫败感。

7. 开展个案管理的基本策略

（1）以积极、正面的态度看待、关注个案，对个案态度要友好，前后一致。

（2）身体力行，和个案一起做事，定期、持续接触个案，帮助个案分析、解决问题。

（3）发生危机时积极应对，必要时联络其他服务人员协同解决。

（4）训练日常生活技巧，对任何进步都要及时支持、鼓励。

（5）鼓励个案使用社区资源，支持他们利用图书馆、电影院、公园、学校等的设施。

（6）为个案获取社区各方资源呼吁，减少社会偏见和歧视。

（7）尊重个案的个性化、尊严和自主决定权。

七、服药管理训练

（一）目标

1. 康复者 能按时服药及自行管理药物，培养自知力。

2. 照料者 协助监察康复者精神状况变化，在有需要时寻求协助。

（二）对象

门诊或住院场所均可，成年（15岁以上）各类精神疾病患者，经过治疗病情相对稳定，自知力较差，无酗酒、吸毒、滥用药物或嗜赌等习惯。愿意参与小组活动者更好。

（三）训练场所

医疗机构、日间医院、中途宿舍、社区康复中心或患者家中。

（四）方法

1. 服药依从性训练 培训患者树立正确的疾病认识和服药

态度。以集体讲座为主，辅以个别训练，可以每周 1 次。

（1）增加对疾病的认识：疾病及其影响、疾病的诱因。

（2）增加对治疗的认识：认识不同药物及其副作用，教导应对不良反应的方法。

（3）压力应对技巧：如认知行为治疗、放松技巧，如渐进式肌肉松弛法和意象松弛法。

2. 服药习惯训练　按照三级运作服药管理训练。

（1）一级服药：对于刚进入训练或服药习惯欠佳而问题已超出合理的差距水平的患者，实施将患者的药物暂由日间医院或病区保管，并存放在办公室的药柜内。患者均须按指定的时间到办公室服药，并须在护士面前服药，由护士直接监察和督导患者建立一个良好的服药习惯。

（2）二级服药：对于通过第一级别服药要求的患者可进升至第二级。对于进入第二级服药安排的患者，安排学习自行保管药物；将药物存放在日间医院或病房走廊药柜内，每人一格，每次自行按时取药服食，护士会做出远距离监察。

（3）三级服药：对于通过第二级别服药要求的患者可进升至第三级别。患者自行保管药物于日间医院或病房的个人储物柜内并可自定便于自己的服药时间，须接受护士每个月清点药物一次。

3. 自我照料训练

（1）个人卫生训练

·目标：保持身体和衣服不发出异味和保持个人整齐清洁。

·进行日常作息、刷牙、饮食、整理头发、剃须、洗澡、更换衣服，穿衣适合场合和天气变化，处理月经，处理自己其他身体情况，如皮肤病、糖尿病等。

（2）工具性自我照料训练

·目标：保持个人空间不发出异味和能处理不同家务。

·进行煮食、清洗衣物、菜单制订、简单维修、家居安全、照顾家人、使用不同电器和基本急救及危机处理。

4. 社区参与训练

（1）目标：①培养基本社交技巧。②懂得使用各种基本社区设施。③辨认及遵守各种社会规则。④满足个人发展的需要，增强融入社区信心，建立良好的人际关系。⑤善用余暇，促进身心健康。

（2）对象：年满15岁或以上的精神疾病康复者，精神状况稳定，能自我照料，适宜接受康复训练。

（3）训练场所：日间训练和活动中心、中途宿舍、社区、家庭和日间医院。

（4）内容

·社区生活技能：善用社区设施，购买必需品，使用银行服务，道路安全，余闲运用，社交技巧，日常沟通技巧和支持网络。

·社区活动技能：社区文康体艺活动，教育及拓展性小组和义工训练。

5. 行为矫正训练

（1）目标：协助戒除不良嗜好（如吸烟、酗酒），监察其情况，减低该行为带来的不良影响。

（2）戒除滥用药物，戒除酗酒，戒除偷窃，控制和戒除脾气暴躁和容易情绪失控等。

6. 经济稳定训练

（1）目标

·能有效及有计划用钱，达到建立理财计划（量入为出），增加康复者对其经济情况掌握，直至每月经济开支和记录，检讨不良开支原因及预防方法。

·稳定地维持一份工作。

（2）对象：年满15岁或以上的精神疾病康复者，精神状况稳定，能自我照料，有适当工作动机及能力。

（3）训练场所：庇护工厂（农场）、日间训练中心、辅助就业、社区、家庭和日间医院。

（4）内容

·理财训练：分阶段训练见表4-11。

表4-11 理财训练：分阶段训练内容

阶段	康复者	训练人员/家属
第一阶段	遵守零用计划	监督康复者，记录康复者用钱情况
第二阶段	制订及遵守1周计划	协助康复者制订每周零用计划
第三阶段	计划1个月开支	协助了解每月开支

·工作训练：①设定一个合理的工作目标。②培养与工作相关的能力，包括专注力训练和工作速度、质量、品质训练。简单工作技能训练：在庇护的情况下提供各种简单产品制作、加工和包装等；提供多样化工作机会，如文书工作、计算机输入、接待、清洁及维修、销售、膳食预备、手工艺及多用途的制作、资料搜集等。

辅助就业训练：模拟公开就业环境，如清洁、速印、零售、厨务、侍应、文职、护卫及速递对外经营企业。

改善与工作相关社交技巧：求职技巧，与员工、老板相处技巧。

八、精神障碍患者的社会保障和权益保护

（一）精神障碍患者的社会保障

近年来，严重精神障碍防治受到各级党委和政府的高度重

视，纳入加强和创新社会管理的重要内容，加上《中华人民共和国精神卫生法》的颁布，各省不断积极出台与精神卫生相关的救治救助政策，增加经费投入，尝试统筹协调多部门资源救治患者。从1995年至2013年，全国出台精神卫生救治救助政策782个，其中2013年出台的政策达289个，多通过基本医疗保障、医疗救助和地方财政的专项政策支持等渠道为患者提供社会保障。《精神卫生法》中明确要求各地村委会和居委会应当帮助贫困精神障碍患者家庭向所在地的乡、县政府或街道办事处反映患者及其家庭的情况和要求，帮助其解决实际困难（详见第五十六条）。参与严重精神障碍社区管理治疗的工作人员也应积极关注所在地区的相关政策，尽可能地为患者提供帮助，找到可利用的资源，使其尽快获得救治救助。

1. 基本医疗保障制度 基本医疗保障制度是社会保障体系的重要组成部分，用于保障参保人员的基本医疗需求，主要用于支付一般的门诊、急诊和住院费用。我国目前建立了城镇职工基本医疗保险制度（以下简称"职工医保"）、新型农村合作医疗制度（以下简称"新农合"）和城镇居民基本医疗保险制度（以下简称"居民医保"）。《精神卫生法》中规定精神障碍患者的医疗费用首先由基本医疗保险基金支付。医疗保险经办机构应按有关规定将精神障碍患者纳入职工医保、居民医保和新农合的保障范围。同时，县政府应当对家庭经济困难的严重精神障碍患者参加基本医保给予资助，简化支付程序，实现从医保基金支付的费用由医疗机构和医保经办机构直接结算（详见第六十八条）。

（1）职工医保：由用人单位和职工按照国家规定共同缴纳基本医疗保险费，建立医疗保险基金，参保人员患病就诊发生医疗费用后，由医保经办机构给予一定的经济补偿，以避免或减轻劳动者因患病、治疗等所带来的经济风险。起付标准原则上控制在当地职工年平均工资的10%左右［详见《关于建立城镇职工基本医疗保险制度的决定》（国发〔1998〕44 号）〕。

（2）新农合：实行个人缴费和政府补贴相结合，待遇标准按照国家规定执行。新农合制度从 2003 年起在全国部分县（市）试点，到 2010 年逐步实现基本覆盖全国农村居民。2012 年起，各级财政对新农合的补助标准从每人每年 200 元提高到每人每年 240 元，农民个人缴费提高到每人每年 60 元〔详见《关于做好 2012 年新型农村合作医疗工作的通知》（卫农卫发〔2012〕36 号）〕。

（3）居民医保：采取以居民个人（家庭）缴费为主、政府适度补助为辅的筹资方式，缴费标准和待遇水平相一致的原则为城镇居民提供医疗保险；主要用于支付参保居民的住院和门诊大病、门诊抢救医疗费。起付标准（也就是通常说的门槛费）约为三级医疗机构 980 元、二级医疗机构 720 元，一级医疗机构 540 元。报销比例按不同级别医疗机构确定，一级（含社区卫生服务中心）、二级、三级医疗机构基金支付比例约为 75%、60%、50%〔详见《国务院关于开展城镇居民基本医疗保险试点的指导意见》（国发〔2007〕20 号）〕。

（4）城乡居民大病保险：保障对象为城镇居民医保、新农合的参保（合）人。在基本医疗保障的基础上，大病保险主要在参保（合）人患大病发生高额医疗费用的情况下，对城镇居民医保、新农合补偿后需个人负担的合规医疗费用给予保障。目前严重精神障碍已纳入大病保险范围。高额医疗费用的判定标准为，个人年度累计负担的合规医疗费用超过当地统计部门公布的上一年度城镇居民年人均可支配收入或农村居民年人均纯收入。按医疗费用高低分段制定支付比例，原则上医疗费用越高支付比例越高，实际支付比例不低于 50%〔详见《关于开展城乡居民大病保险工作的指导意见》（发改社会〔2012〕22605 号）〕。

2013 年 6 月，国务院办公厅发布《关于加强肇事肇祸等严重精神障碍患者救治救助工作的意见》（国办〔2013〕68 号），要求健全政策保障，加强精神障碍患者的救治救助和服务管理，明确了因医保统筹地区没有符合条件的精神卫生医疗机构或专业科室而转诊到异地就医的，医保报销比例按照参保地政策执行，并提供及时便捷的结算报销服务。举例：患者居住在广东省汕尾市，参保地为汕尾市，但因汕尾市没有市级精神卫生机构而需要前往邻近的汕头市就医，根据此款政策，异地就医费用的报销比例可按照汕尾市的同等报销比例。

2. 医疗救治政策

（1）特大疾病医疗救助：精神障碍患者通过基本医保支付医疗费用后仍有困难，或不能通过基本医保支付医疗费用的，民政部门应当优先给予医疗救助（《精神卫生法》第六十八条）。依据民政部、财政部、人力资源和社会保障部、卫生部联合下发的《关于开展重特大疾病医疗救助试点工作的意见》（民发〔2012〕21号），严重精神障碍已被纳入重特大疾病医疗救助范围。

救助对象：各省试点地区患严重精神障碍的低保家庭成员、五保户、低收入老年人、重度残疾人以及其他因患疾病难以自付医疗费用且家庭贫困的人员。

救助内容：该项救助与居民医保和新农合等基本医疗保障制度相衔接，主要帮助解决符合条件的贫困患者经基本医疗保险和大病医疗保险或补充医疗保险补偿后仍然难以负担的住院医疗费用，兼顾门诊医疗费用；诊疗和用药范围参照居民医保和新农合的报销目录。

救助程序：对于符合条件的患者，到定点医疗机构就诊后，应及时报民政部门备案。

救助方式：对于救助对象在定点医疗机构发生的住院和门诊医药费用，城乡医疗救助经办机构可通过降低或取消医疗救助起付线、提高救助封顶线和救助比例等方式提高救助水平。

（2）保障流浪乞讨精神障碍患者救治：为更好地贯彻《城

市生活无着的流浪乞讨人员救助管理办法》（国务院第 381 号令）和财政部、民政部及中央机构编制委员会办公室下发的《关于实施城市生活无着的流浪乞讨人员救助管理办法有关机构编制和经费问题的通知》（财社〔2003〕83 号），2006 年民政部、公安部、财政部、劳动和社会保障部、建设部和卫生部联合下发了《关于进一步做好城市流浪乞讨人员中危重病人、精神病人救治工作的指导意见》（民发〔2006〕6 号）。

救治对象：查找不到近亲属的流浪乞讨疑似精神障碍患者。

救治程序：由民政部门和公安部门将患者送至当地医疗救助定点医院（定点医院由卫生部门确定）进行诊断和救治，并将符合条件的患者纳入疾病应急救助基金保障范围；对查找不到居住地的慢性期患者或经急性期治疗缓解后查找不到居住地的患者，由民政部门转入精神康复机构或精神病人福利机构分类安置。

救治经费：各级财政部门将救治经费纳入年度财政预算予以保障。在卫生部门确定的定点医院进行救治的，由民政部门承担医疗费用。

3. 多部门救助安置政策　依据《关于加强肇事肇祸等严重精神障碍患者救治救助工作的意见》（国办〔2013〕68 号）：

（1）对符合城乡最低生活保障条件的严重精神障碍患者，由民政部门会同有关部门及时纳入低保。

（2）对属于农村五保供养对象及"三无"（无劳动能力、无生活来源、无赡养和抚养人）的严重精神障碍患者，由民政部门按照国家有关规定予以供养、救助。

（3）对不符合低保条件但确有困难的患者，民政部门通过临时救助（如一次性补贴）等措施帮助其解决生活困难。

（4）将低保和临时救助对象中的患者列为重点保障对象。

（5）其他没有纳入医保范围的严重精神障碍患者，可以作为重度残疾人由残联全部资助参保参合，并对其中的贫困患者按规定给予门诊和住院医疗费用救助。

依据 2009 年民政部等联合印发的《关于进一步完善城乡医疗救助制度的意见》，要求实行多种方式救助。对属于城乡低保家庭成员、五保户和其他经济困难人员的严重精神障碍患者，由各级政府资助其参加基本医疗保险，并对其难以负担的基本医疗自付费用给予补助。

2008 年起，财政部批准针对精神残疾者设立"重性精神病救治彩票公益金项目"，由中国残联组织实施。目前，重性精神病患者救治彩票公益金项目已经共投入 11 亿元，向 32 万名重性精神病患者提供免费抗精神病治疗药物或住院治疗。

（二）患者的权益保护

1. 基本权益

（1）精神障碍患者的人格尊严、人身和财产安全不容侵犯。

所有精神病患者或作为精神病患者治疗的人均应受到人道的待遇，其人身固有的尊严应受到尊重。

患者的生命权、健康权、身体权、姓名权、名誉权、荣誉权、肖像权、隐私权、人身自由权和婚姻自主权均受法律保护。

精神障碍患者同其他公民一样，其财产权不容侵犯。

（2）精神障碍患者的教育、劳动、医疗以及从国家和社会获得物质帮助等方面的合法权益受法律保护。

详见社会保障章节。

（3）有关单位和个人应当对精神障碍患者的姓名、肖像、住址、工作单位、病历资料以及其他可能推断出其身份的信息予以保密；但是，依法履行职责需要公开的除外。

2. 尊重、理解、关爱患者

（1）全社会应当尊重、理解、关爱精神障碍患者。

（2）任何组织或者个人不得歧视、侮辱、虐待精神障碍患者，不得非法限制精神障碍患者的人身自由。

（3）新闻报道和文学艺术作品等不得含有歧视、侮辱精神障碍患者的内容。

3. 精神障碍患者的监护人应当履行监护职责，维护精神障碍患者的合法权益

（1）精神障碍患者因为长期患病，给所在家庭带来沉重负担，极有可能成为家庭暴力的受害者。法律明确规定禁止对精神障碍患者实施家庭暴力，对违反这一规定的，将依法追究相应的法律责任。

（2）对于没有独立生活能力的精神障碍患者，其监护人或其他具有扶养义务的人应当履行对其扶养义务。

（3）遗弃精神障碍患者，给患者造成人身、财产或者其他损害的，要依法承担相应的民事赔偿责任、处罚和刑事责任。

4. 诊疗过程中患者的权益

（1）诊断治疗过程中始终应遵循维护患者合法权益，尊重患者人格尊严的原则。

（2）除法律另有规定外，不得违背患者本人意志进行确定其是否患有精神障碍的医学检查。

（3）医疗机构接到送诊的疑似精神障碍患者，不得拒绝为其做出诊断。

（4）患者或监护人对需要住院治疗的诊断结论有异议，不同意对患者实施住院治疗的，可以要求再次诊断和鉴定。

（5）禁止利用约束、隔离等保护性医疗措施惩罚精神障碍患者。

九、精神障碍患者的婚姻、生育咨询

（一）基本原则

（1）遵守国家有关婚姻和生育的法律法规，尊重患者对婚育的自我决定。

（2）为患者提供具有循证医学证据的信息，而不只是个人经验或惯常说法。

（3）多角度、多学科地综合权衡患者生育的利弊，而不仅从精神科的角度。

（4）与患者及其配偶、父母共同讨论相关问题，做沟通桥梁，而不是决定者。

（5）为患者提供持续的帮助，在可能的情况下进行长期追踪。

（二）相关法律与伦理学考虑

1. 婚育是人的一项基本权利　联合国《世界人权宣言》、《公民和政治权利国际公约》等文件中都强调，精神疾病患者应当享有婚姻、生育、保健的权利。

2. 婚育受国家法律保护　《中华人民共和国婚姻法》（2001年修正）第七条规定："患有医学上认为不应当结婚的疾病，应禁止结婚。"第十条规定："婚前患有医学上认为不应当结婚的疾病，婚后尚未治愈的，为无效婚姻。"但是《婚姻法》及其司法解释中都没有明确指明任何精神障碍属于"医学上认为不应当结婚的疾病"，现代精神医学也不能证明哪种严重精神障碍属于"不应当结婚的疾病"。但是，享有权利和能否行使权利在有些情况下不是等同的。《中华人民共和国母婴保健法》第九条规定："经婚前医学检查，对有关精神病在发病期内的，医师应当提出医学意见，准备结婚的男女双方应当暂缓结婚。"也就是说，发病期的患者应当暂缓结婚，应当等病情稳定（最好是临床痊愈）之后结婚。生育的时机选择也是如此，并且需要考虑的因素超过结婚。

（三）多角度和多学科的综合权衡

1. 病史的保密问题 精神障碍患者有保守自己病史的权利，但是婚姻不是单方面的决定，而是需要以双方的诚信为基础的缔约，否则就是故意隐瞒和欺骗。告知病情在恋爱和婚姻中是有区别的。任何人在恋爱阶段都有权保守个人隐私，只要不违背社会公德（如故意传播疾病）。病情稳定的患者在恋爱期间是否向对方告之病情，完全由个人决定。但是决定要结婚时，就应当审慎地告之病情，同时有权要求对方保守秘密，对方也有义务保守秘密。

2. 婚姻关系和家庭支持 患者的婚育对社会功能和生活质量的影响非常大。有调查表明，已婚患者的平均住院时间显著短于未婚者，出院后情况更稳定，复发率更低，婚后服药情况较婚前有明显改善；同时，也有调查表明患者离婚率高，离婚后1~4年内的复发率明显高于其他患者，且复发后症状比以前更严重，住院时间更长，衰退也更快。这种"两头尖"的现象在严重精神障碍者的身上尤其常见：具有良好婚姻关系和家庭支持的患者，其生活质量和社会功能可以达到正常水平；反之则较差。在做生育决定时不应忽视这一点。

3. 严重精神障碍的遗传 尽管病因学研究尚未取得突破性进展，但迄今为止的遗传学研究证实了遗传因素的重要致病作用。以精神分裂症为例，患者近亲中的患病率比一般居民高出数倍，而且与患者血缘关系越近，患病风险越高。父母一方是精神分裂症患者，其子女的患病率为6%~15%；父母均为精神分裂症患者，则子女患病率可以高达35%~50%。双相障碍的遗传因素更为突出。精神障碍的遗传没有"传男"或者"传女"的选择性，但是由于女性患者围生期的用药问题，其生育问题比男性患者更为复杂，需要更为谨慎、全面地考虑。

4. 生育年龄　年龄是生育中需要考虑的一个优生学因素，精神障碍患者的生育最好选择最佳生育年龄。

5. 病情稳定性与间歇期　病情持续稳定 1 年以上为佳。对于多次复发的患者要分析复发的原因和间歇规律，作为选择减停药后怀孕时机的参考。

6. 精神药物对生育能力的影响　药物对男性患者生育能力的影响体现在性功能降低，以及对精子数量和质量的影响，但是研究结果不一致，妥善的解决方法是建议患者生育前做专门的生殖检查。新型抗精神病药物对女性内分泌系统影响较轻，妇女更容易获得较好的社会生活，其中包括性关系，因而她们更可能具有计划外妊娠的高危险性。有研究表明，这些药物的一种副作用是提高女性患者的生育率。

7. 为怀孕而停药的风险　停药是严重精神障碍复发的首要危险因素。停药后怀孕，最大的风险是孕期病情复发，尤其是怀孕的头 3 个月病情复发后的处理很棘手。一般应根据疾病性质和病程特点、常规维持治疗期限、既往复发特点和间歇时间等因素，综合考虑本次是否减药、停药，或者继续服药。

8. 孕前减、停药的时机　考虑到病情复发的时间规律，要求在维持治疗的情况下病情稳定 1 年之后怀孕，而不强调停药多久才能怀孕，以免怀孕后病情很快复发（因为停药时间越长，离复发时间越近）。按照精神药物的代谢特点，一般停药 1 个月以上体内药物已经基本清除。如果既往停药不久即复发，则不宜停药，而考虑孕前减少药物剂量。不能减少者，则要慎重考虑是否在维持治疗下怀孕。此时，孕期用药的选择尤其重要。

9. 孕期药物选择　比较一致的观点是药物对胎儿的影响在孕期头 3 个月比较明显，而且相对肯定。因此，孕期头 3 个月禁止使用抗精神病药物（国外有研究认为可以使用抗抑郁药）。确实不能停药者，只能在明显利大于弊的前提下才考虑维持治疗下妊娠，而且尽量选择对胎儿影响较小的药物。大规模的调查中没有显示吩噻嗪类药物使用组比普通正常人群的胎儿有更高的致畸性。研究表明，母亲病情对胎儿的影响实际上大于抗精神病药物对胎儿的影响，因此有观点认为，保证病情稳定是孕期首要考虑的因素。

10. 怀孕中期的用药　国外研究主张，为了保证孕期病情稳定，最好继续维持治疗。美国食品药品管理局（FDA）对孕期药物进行的分级可供参考。

（1）分级的定义

A 级，对照研究未发现不良影响：针对孕妇的对照研究显示出对胎儿无不良影响。

B 级，无证据证明对人类有不良影响：动物实验显示有不良影响，但针对人类的研究未显示存在不良影响；或动物实验显示无不良影响，但尚无针对人类的研究。

C 级，不能排除存在不良影响：尚无动物实验或针对人类的研究，或者动物实验显示对胎儿有不良影响，但是潜在的利可能大于弊。

D 级，已有证据证明有不良影响：研究数据或上市后数据显示对胎儿有不良影响，然而潜在的利可能大于弊。

X 级，孕期禁忌：针对动物或人类的研究，或者研究或上市后数据显示对胎儿存在不良影响，并且这种危害明显大于对患者的任何益处。

有些药物没有分级不代表它们在妊娠期使用安全，是因为这些药是老的药物，过去没有进行评估，现在使用极少，没有评估的必要。

（2）常见药物的分级

·抗抑郁药的孕期用药分级

A 类：无。

B 类：马普替林、安非他酮。

C 类：多数抗抑郁药为 C 类，包括文拉法辛、曲唑酮、舍曲林、米氮平、米那普仑、拉莫三嗪、异卡波肼、氟伏沙明、氟西汀、艾司西酞普兰、度洛西汀、多塞平、去甲文拉法辛、氯米帕明、西酞普兰和阿米替林。

D 类：帕罗西汀。

未分级：瑞波西汀、噻奈普汀、吗氯贝胺。

· 抗精神病药的孕期用药分级

A 类：无。

B 类：氯氮平。

C 类：氯丙嗪、氟哌啶醇、奋乃静、氟奋乃静、硫利哒嗪、三氟拉嗪、哌泊塞嗪、喹硫平、利培酮、奥氮平、帕利哌酮、阿立哌唑、齐拉西酮。

未分级：氟哌噻吨、舒必利。

11. 维持治疗期间意外怀孕的处理 服药期间怀孕者，根据具体情况具体处理。如原来服的药物有明确的致畸作用，建议终止妊娠。

12. 孕期保健 建议与妇产科进行联络会诊。

（1）胎儿监测：除常规妇产科随诊之外，还有必要进行胎儿的遗传学检查以及其他相关必要检查。

（2）孕期复发的处理：孕 3 个月内复发者应考虑终止妊娠，积极予以药物治疗。如患者拒绝，则需要考虑配偶和家人的意见。如患者及其家人都决定继续妊娠，医师应保留意见，同时为患者提供减少风险的方案，如根据具体情况选择替代疗法（如电抽搐治疗），或者选择合适药物和剂量先稳定病情，待孕中期增加到常规剂量。孕中期复发者，应立即选择合适药物进行常规剂量的治疗。

13. 孕晚期用药 产前 3 个月尽量不使用或者小剂量使用精

神药物，产前 1 个月一般应禁止使用抗精神病药物，以免增加新生儿的中枢抑制性的症状。

14. 哺乳 精神药物可以在乳汁中检测到，这些药物成分肯定会对新生儿产生影响，因此在哺乳期服用精神药物的患者，应当停止哺乳而采用人工喂养。

15. 围生期 是精神障碍的高发期，也是复发的高发期，因此建议积极的维持治疗。

16. 照顾孩子 一方面对母亲是一种应激，同时也有利于锻炼和恢复社会功能，建议在家人帮助下完成。如病情复发，应从孩子安全的角度考虑，暂时让患者与孩子隔离或减少接触时间，待积极治疗病情缓解后，逐渐恢复作为父母的照顾功能。

十、《重性精神疾病管理治疗工作规范》
(2012 年版)

（一）严重精神障碍社区管理治疗工作路径

疑似患者报告	
工作目标：发现有危及他人人身安全，或严重影响社会秩序，或形象行为疑似精神疾病者	处理 1：由公安机关执行公务的人员送往就近或当地卫生行政部门指定的精神卫生医疗机构
执行人员：社区卫生服务中心（站）、乡镇卫生院、村卫生室、街道/居委/乡镇/村民委员会	处理 2：医疗机构执行临床诊断
工作内容：拨打 110 向当地公安机关报警	处理 3：24 小时之内通知监护人或近亲属

精神专科诊断与诊断复核	
执行人员：精神卫生医疗机构在具备人员资质和诊断条件的情况下，由精神科执业医师进行诊断或复核诊断	工作内容：精神科常规临床诊疗，包括精神状况检查、既往病史、体格检查和辅助检查等
诊断工具（下列之一）： 1.《临床诊疗指南－精神病学分册》 2.《中国精神障碍分类与诊断标准（第3版）》 3.《ICD-10精神与行为障碍分类》或其他相关诊疗规范	附加说明：如诊断条件不具备，或不能确定诊断的，请上级精神卫生医疗机构进行诊断或复核诊断

出院病例通知
执行人员：各级精神卫生医疗机构（上报），精防机构（下传）
执行条件：征得患者本人或监护人或近亲属知情同意并签署《参加严重精神障碍管理治疗网络知情同意书》（有地方立法规定的除外） 工作内容： 1. 精神卫生机构每月定期将《严重精神障碍患者出院信息单》复印件交至本级精防机构 2. 精防机构将出院信息复印件转至患者居住地社区卫生服务中心/乡镇卫生院，由后者建档、随访

登记确诊患者
执行人员：社区卫生服务中心、乡镇卫生院等
工作目标：患者报告中确诊为严重精神障碍的患者
执行条件：患者本人、或监护人或近亲属知情同意并签署《参加严重精神障碍管理治疗网络知情同意书》的本地患者；已经发生危害他人安全行为或者有危害他人安全危险的严重精神障碍的患者
工作内容： 1. 纳入本地区严重精神障碍管理治疗 2. 按要求建立或补充患者《居民个人健康档案》 3. 按时将患者相关信息录入信息管理系统

（二）严重精神障碍社区管理治疗工作方式

1. 社区、乡镇管理治疗原则

（1）以精神卫生专业机构为指导。

（2）基层医疗卫生机构承担患者社区、乡镇管理，分为基础管理和患者个案管理。

2. 社区、乡镇管理治疗方式

（1）基础管理（条件相对不完善地区）：根据《关于促进基本公共卫生服务均等化的意见》要求，城市和农村基础医疗卫生机构应开展严重精神障碍患者基础管理。

（2）个案管理（条件较好地区）

·实施"中央补助地方严重精神障碍管理治疗项目"的地区，应开展个案管理。

·具备条件的其他地区，在做好基础管理的同时，可逐步开展患者个案管理。

3. 社区、乡镇基础管理路径

（1）危险性评估：按以下方法对所有患者进行危险性评估。

0级：无以下1~5级中的任何行为。

1级：口头威胁、喊叫，但没有打砸行为。

2级：打砸行为，局限在家里，针对财物。能劝说制止。

3级：明显打砸行为，不分场合，针对财物。不能接受劝说而停止。

4级：持续的打砸行为，不分场合，针对财物或人。不能接受劝说而停止。包括自伤、自杀。

5级：持械针对人的任何暴力行为，或者纵火、爆炸等行为。无论在家里还是公共场合。

（2）危重情况处置：观察、询问和检查有无以下情况：①冲动、攻击、暴力、自伤自杀等风险或行为。②急性、严重药物不良反应。③严重躯体疾病。

处理要求1：若存在以上任何一种危重情况，对症处理后立即转诊。

处理要求2：如没有需要紧急处置的危重情况，进一步评估病情。

·精神状况：感知觉、思维、情感、意志行为、智能、自知力等。

·躯体、精神疾病史、社会功能状况、服药情况。

·体格检查和必要的实验室检查。

根据"处理要求2"评估结果进行表4-12所示的分类干预。

表4-12 评估结果和分类干预情况

病情稳定患者	病情基本稳定患者	病情不稳定患者
判断标准： 1. 危险性评估为0级 2. 精神症状基本消失 3. 自知力基本恢复 4. 社会功能一般或良好 5. 无严重药物不良反应 6. 无严重躯体疾病或躯体疾病稳定	判断标准： 1. 危险性评估为1~2级 2. 精神症状、自知力、社会功能状况至少有一方面较差 分析：若无其他异常，基层医疗机构医师应分析是否为以下所致： 1. 病情波动或药物疗效不佳 2. 药物不良反应 3. 躯体疾病和（或）症状恶化	判断标准： 1. 危险性3~5级 2. 精神症状明显，自知力缺乏，严重药物不良反应或严重躯体疾病
处理要求：若无其他异常，基层医疗机构继续执行上级医院制定的治疗方案，3个月时随访	处理要求1： 1. 规定剂量内调整精神药物剂量 2. 对症处理不良反应 3. 躯体疾病、症状对症处理 4. 必要时与患者原主管医师联系，或由精神科执业医师指导治疗 处理要求2： 1. 经上述初步处理后观察2周。若情况趋于稳定，维持当前治疗，3个月时随访 2. 若初步处理无效，建议转诊至上级医院，2周内随访转诊情况	处理要求1：基层医疗机构对症处理后立即转诊到上级医院；必要时报告当地公安部门，要求协助送入院治疗 处理要求2：如未入院治疗，则在精神科执业医师、居委会人员、民警的共同协助下，进行系统规范治疗，1~2周内随访

（3）如何评估自知力和社会功能见表4-13。

表4-13　对精神障碍患者自知力和社会功能的评估方法

自知力：患者对自己病态（精神疾病）的觉察和正确认识态度。自知力的存在程度有助于预测患者是否会依从治疗

自知力存在程度的评估方法：

1. 能否意识到自己有某些别人观察到的与众不同的奇怪现象（如异常兴奋、言行紊乱）

2. 如果能意识到，那么是否认为这些现象是异常的（而不是坚持认为异常兴奋、紊乱现象只是正常的或合理的反应）

3. 如果认识到这是异常现象，是否认为是精神疾病所致

4. 如果认为有精神疾病，是否认为需要治疗

根据患者对以上问题的回答，自知力存在程度分为：

1. 无自知力：完全否认病态表现的异常或患病，认为不需要治疗

2. 部分自知力：能认识自己的异常表现，否认或部分承认患病，认为不需要治疗

3. 完整自知力：能够认识到患病，也认为需要治疗

社会功能的评估（详细可参见《个案管理服务记录手册》中的"个案管理随访部分"填表说明）：

1. 日常生活自理能力：如独立生活能力、个人卫生、衣着修饰、料理家务等

2. 日常行为表现：是否符合一般社会规范，言谈举止与环境是否协调，个人行为能否因环境不同而做出恰当的调整，有无破坏和（或）攻击行为等

3. 人际交往能力：主动交往还是被动交往，交往有无现实目的，人际关系是否融洽等

4. 社会活动：能否很好的参加一些有用的社会活动，活动的现实性、目的性和计划性如何，参与主动性/积极性及在活动中的表现，工作胜任程度（工作指标的完成，有无多次或长期病假，同事相处等），学习表现等

4. 个案管理路径

（1）什么是个案管理：对已经明确诊断的患者，根据其社会、经济状况和心理-社会功能特点与需求，通过评估功能损害或主要问题，有针对性地制订阶段性管理治疗方案，以及生活

职业能力康复措施并实施，以使患者的疾病得到持续治疗，生活和劳动能力得到恢复，实现帮助患者重返社会生活的目的。

（2）个案管理的人员组成：精防医生和精防护士为主，由医师或经验丰富的护士担任组长（个案管理员）。

吸收经过培训的社会工作者、心理卫生人员参加。

负责患者治疗的精神科执业医师提供支持和指导。

其他卫生人员：可吸收社区卫生服务站、村卫生室医师、乡村医师和注册护士（均需培训上岗）。

非卫生人员：基层民警、派出所、残联、居委会、村委会等工作人员。

（3）个案管理计划的制订，包括医疗计划和生活职业能力康复计划。

医疗计划："病情不稳定患者"（判断标准见"基础管理"路径模块）以医疗计划为主，旨在改善病情和服药依从性，降低危险行为的风险，包括以下内容。

·病史采集。

·检查评估：精神、躯体状况、服药依从性和不良反应。

·制订医疗方案：药物治疗、药物管理和行为问题处理。

生活职业能力康复计划："病情稳定患者"以生活职业能力康复为主，"病情基本稳定患者"的个案管理首先从医疗计划开始，有条件的地区逐步增加康复计划。

根据以下方面制订康复计划，并评估其参与的依从性。

·日常生活：个人生活自理、家务劳动能力培训。

·社会活动：人际交往、社区生活适应能力培训。

·职业、学习：职业、学习能力培训。

（4）实施个案管理计划：实行分级管理原则，同时符合不同级别情况的，按高级别标准管理（一级最高）。详见表4-14。

表4-14　分级管理原则

一级管理	二级管理	三级管理
管理对象（符合下列之一）： 1. 病情不稳定患者 2. 近6个月内有危险性3~5级的情况，包括自杀行为和明显自杀企图 3. 曾经危险性评估4~5级，包括肇事肇祸的患者，且目前病情稳定不满2年	管理对象（符合下列之一）： 1. 病情基本稳定不满1年的患者 2. 病情基本稳定1年以上但不能按医嘱维持治疗者 3. 近6个月内有危险性评估1级的情况	管理对象（符合下列之一）： 1. 病情稳定不满6个月的患者 2. 病情基本稳定1年以上且基本按照医嘱维持治疗者，同时危险性评估为0级
管理要求： 1. 以医疗计划为主，执行"危重情况紧急处理"和"病情不稳定患者"的随访时间要求 2. 及时将危险性评估结果、管理等级及干预措施等告知当地社区、居委会、派出所等	管理要求： 1. 从医疗计划开始，逐步增加生活职业能力康复计划 2. 执行"病情基本稳定患者"的随访时间要求	管理要求： 1. 执行医疗计划，制订针对性生活职业能力康复计划 2. 执行"病情稳定患者"的随访时间要求

（5）个案管理的分级干预与报告：个案管理员按照"患者基础管理"中分类干预的随访时间要求开展患者随访，填写《个案管理服务记录手册》。

基层医疗卫生机构应每3个月定期将个案管理患者的随访情况填写《严重精神障碍社区/乡镇个案管理情况季度报表》，上报县级精防机构。

随访内容：

·执行患者基础管理的随访内容和要求。

·评估患者危险性和各项心理社会功能，提出个案管理计划更改建议。

·提出管理等级更改建议。

·如发现患者病情变化或者有发生危险性行为的可能，随时向组长报告，必要时向精神科执业医师报告。

（6）执行个案管理中需注意的问题：病情不稳定者，要及时寻找原因，予以相应处理，包括提高依从性，调整药物剂量、种类或用药途径等。

发现患者和家属存在疾病的不良心理反应，要提供心理支持以及家庭教育。

发现患者功能缺陷，提供具体的康复指导和训练，介绍到康复机构接受系统康复训练。

对于已经恢复工作学习者，提供连续性支持，处理压力和治疗相关问题。

（7）个案管理的会商与专业指导：个案管理人员每 3 个月会商患者情况。精神科医师每 3 个月下社区、乡镇指导，见表 4-15。

表 4-15　精神科医师下社区、乡镇指导内容

根据评估结果修订个案管理计划	检查疑难患者精神和躯体状况
调整患者管理类别	制订或更改治疗用药方案
解决诊疗工作中其他问题	指导个案管理组制订或更改个案管理计划
特殊情况需随时会商，必要时要求精神科医师参与	帮助解决其他疑难问题，指导个案管理计划的实施

5. 应急医疗处置路径

（1）需要应急医疗处置的情况

·危害公共安全或他人安全的行为：危险性评估在 3 级及以上，已经或可能对他人造成人身伤害、对财物和公共安全造成损失的患者。

·自伤或自杀行为（下列之一）：①有明显的自杀观念，可能出现自伤或者自杀行为。②已经出现有自伤或者自杀行为，对自身造成人身伤害。③有扩大性自伤或者自杀的言语、企图或行为，对他人可能或已经造成人身伤害。

·急性或严重药物不良反应：急性药物中毒（自杀或误服），或长期服药中出现的需及时处理的严重不良反应。

（2）应急事件的报告

·已接受社区、乡镇管理的患者：家属或监护人报告所在地社区卫生服务中心或乡镇卫生院，后者报告上级专科医疗机构；或由家属就近报告专科医疗机构。

·未接受社区、乡镇管理的患者或疑似患者：家属或监护人就近送至专科医疗机构；或由当事人拨打110报警。

·非本地常住居民中的患者或疑似患者：由当事人拨打110报警，送至就近精神专科医疗机构。

（3）应急医疗处置组人员

·医疗人员：5年以上临床工作经验的精神科执业医师和3年以上工作经验的精神科护士；对于已接受社区、乡镇管理的患者，基层精防医生和精防护士应全程参与，并在应急医疗处置组到达前做好必要的前期处置和准备工作。

·非医疗人员：患者家属或监护人和（或）公安人员；救护车驾驶员、护理员等。

（4）应急医疗处置前的知情同意原则

·患者家属或者监护人应在《严重精神障碍应急医疗处置知情同意书》上签字同意。

·应急医疗处置知情同意书不能及时送达患者家属或者监护人时，由在现场履行公务的公安机关人员签字证实。

（5）应急医疗处置原则

·合理：应急医疗处置判断要准确，方法要恰当，严格遵循相关的法律法规。

·及时：工作人员应该及时赶到现场，采取干预措施，尽可能缩短造成伤害和损失的时间。

·安全：采取的一切处置措施，均旨在保护患者、家属、周围人群以及实施应急医疗处置的医疗人员的人身安全；保护公共和私人财物；强调公安机关在公共安全应急处置中的主导作用。

（6）应急医疗处置方式

·现场临时处置：①用于疾病诊断明确，问题清楚，处理措施不复杂的情况。②主要针对一般的急性药物不良反应患者，或病情不重，治疗依从性较好，患者家庭有一定管理条件者。③已接受社区、乡镇管理的患者，在现场临时应急医疗处置后，基层精防医师或护士应每4小时随访一次。连续2次随访病情稳定后可停止随访。④如果现场临时性应急医疗处置未能达到预期效果，应及时转为精神科门诊留观或精神科紧急住院治疗。

·精神科门诊留观：①用于能立即确诊，需进一步检查或观察；或诊断已明确，处理措施较简单，预计问题可在24小时内获解决的情况。②主要针对较严重的急性药物不良反应，或患者家属、监护人有较强看护能力并且危险性评估在2级及以下的患者。③如果估计病情不能在24小时内得到有效控制，或有继续发展加重的趋势，应随时转为精神科紧急住院治疗。

·精神科紧急住院治疗：①用于患者病情危重，需要保护性治疗或强制性治疗；或处理措施复杂，病情需要较长时间（24小时以上）才能控制；或不能确诊，需进一步检查、观察或会诊的情况；②主要针对危险性评估在3级及以上的患者，或出现严重的急性药物不良反应患者。

·院外应急医疗处置常用措施：①心理危机干预：使用支持性和解释性言语，缓解患者紧张、恐惧和愤怒情绪，劝说患者停止危害行为。同时对现场其他人的焦虑、紧张、恐惧情绪给予必要的安慰性疏导、疏散。②保护性约束：为及时控制和制止危害行为发生或者升级，经患者监护人、家属同意，在当地公安人员协同下，使用有效的保护性约束手段进行约束，对其所携危险物品及时全部搜缴、登记、暂存，将患者限制于相对安全的场所。③持续药物治疗：对已经接受社区、乡镇管理的患者，根据疾病诊断和既往治疗情况，应及时制订和调整长期药物治疗方案，以巩固治疗效果，控制并缓解病情。④其他处置：针对躯体健康状况的处理，请就近综合性医院会诊或协助诊疗。

（7）常见危害行为的处置原则：见表 4-16。

表 4-16　精神障碍患者常见危害行为的处理原则

抗精神病药急性不良反应：	暴力攻击行为：	自伤自杀行为：
1. 遵照《疾病诊疗规范-精神病分册》、《中国精神疾病防治指南》的要求实施 2. 可参见《精神病性障碍诊断和治疗管理指南（四）》模块	1. 评估危险性：参见《危险性评估》模块 2. 非药物性干预措施包括参见第四章"一、工作人员自我保护" 3. 积极处理原发疾病	1. 立即阻止自伤自杀行为 2. 快速进行必要的躯体检查、现场急救，恢复并维持生命体征正常 3. 视躯体损伤程度及医疗处理条件，决定是否转入综合性医院急诊科急救，或请其他科会诊 4. 如生命体征平稳，应将患者转移至安全场地，由专人看护，避免再度发生自伤自杀行为。如在社区内缺少安全保护措施，应在征得患者监护人同意后实施紧急住院治疗 5. 必要时快速药物镇静 6. 积极处理原发疾病（如抑郁症） 7. 根据病情、精神和躯体状况，适时给予支持性心理干预

学习培训及学分申请办法

一、《国家级继续医学教育项目教材》经国家卫生和计划生育委员会（现更名为国家卫生健康委员会）科教司、全国继续医学教育委员会批准，由全国继续医学教育委员会、中华医学会联合主办，中华医学电子音像出版社编辑出版，面向全国医学领域不同学科、不同专业的临床医生，专门用于继续医学教育培训。

二、学员学习教材后，在规定时间（自出版日期起 1 年）内可向本教材编委会申请继续医学教育Ⅱ类学分证书，具体办法如下：

方法一：PC 激活

1. 访问"中华医学教育在线"网站 cmeonline. cma-cmc. com. cn，注册、登录。

2. 点击首页右侧"图书答题"按钮，或个人中心"线下图书"按钮。

3. 刮开本书封底防伪标涂层，输入序号激活图书。

4. 在个人中心"我的课程"栏目下，找到本书，按步骤进行考核，成绩必须合格才能申请证书。

5. 在"我的课程"－"已经完成"，或"申请证书"栏目下，申请证书。

方法二：手机激活

1. 微信扫描二维码 关注"中华医学教育在线"官方微信并注册。

2. 点开个人中心"图书激活"，刮开本书封底防伪标涂层，输入序号激活图书。

3. 在个人中心"我的课程"栏目下，找到本书，按步骤进行考核，成绩必须合格才能申请证书。

4. 登录 PC 端网站，在"我的课程"－"已经完成"，或"申请证书"栏目下，申请证书。

三、证书查询

在 PC 端首页右上方帮助中心"查询证书"中输入姓名和课程名称进行查询。

《国家级继续医学教育项目教材》编委会